Vijayendra Kumar
Shreya Gour
Amit Agarwal

Fracturas mandibulares, placas bioreabsorvíveis, miniplacas de titânio

Vijayendra Kumar
Shreya Gour
Amit Agarwal

Fracturas mandibulares, placas bioreabsorvíveis, miniplacas de titânio

ScienciaScripts

Imprint

Any brand names and product names mentioned in this book are subject to trademark, brand or patent protection and are trademarks or registered trademarks of their respective holders. The use of brand names, product names, common names, trade names, product descriptions etc. even without a particular marking in this work is in no way to be construed to mean that such names may be regarded as unrestricted in respect of trademark and brand protection legislation and could thus be used by anyone.

Cover image: www.ingimage.com

This book is a translation from the original published under ISBN 978-3-330-00562-4.

Publisher:
Sciencia Scripts
is a trademark of
Dodo Books Indian Ocean Ltd. and OmniScriptum S.R.L publishing group

120 High Road, East Finchley, London, N2 9ED, United Kingdom
Str. Armeneasca 28/1, office 1, Chisinau MD-2012, Republic of Moldova, Europe
Printed at: see last page
ISBN: 978-620-7-89126-9

Índice:

Capítulo 1 4

Capítulo 2 5

Capítulo 3 17

Capítulo 4 44

Capítulo 5 59

Capítulo 6 75

INTRODUÇÃO

Nas últimas três décadas, registou-se um grande desenvolvimento das técnicas utilizadas no tratamento do traumatismo cranio-maxilo-facial. Os avanços mais significativos relacionados com o tratamento das fracturas da mandíbula são a utilização de placas e parafusos metálicos. Estes avanços baseiam-se em aperfeiçoamentos técnicos específicos nos métodos de fixação interna rígida. As técnicas contemporâneas de tratamento das fracturas da mandíbula permitiram diminuir as taxas de infeção e a fixação biológica estável dos segmentos ósseos, o que produz uma união óssea e o restabelecimento da oclusão anterior à lesão, eliminando normalmente a necessidade de fixação intermaxilar.

Em 25th século a.C., Sushruta descreveu o uso de manipulação manual, calor e ligaduras para o tratamento de fracturas mandibulares. Em 1650 a.C. Hipócrates descreveu a utilização da escrita dentária circunferencial. Em 1275, Salicetti apresentou pela primeira vez a fixação maxilomandibular (MMF), que mais tarde foi popularizada por Gilmer.

O campo da cirurgia facial oral e do maxilar superior passou por um mar de mudanças, desde a era da redução fechada das fracturas faciais até à era da fixação não rígida com fios metálicos, parafusos de retardamento, etc., que foram posteriormente substituídos por dispositivos de fixação rígida com placas de compressão dinâmica (DCP) e placas de compressão dinâmica excêntrica (EDCP). A evolução da osteossíntese com miniplacas revolucionou o tratamento das lesões faciais e provou ser a alternativa correcta às DCP e EDCP.

Mas as mini-placas metálicas também trouxeram consigo uma série de problemas: interferência com as futuras necessidades de imagiologia (TC, RMN, etc.), interferência com a radioterapia, migração das placas, restrição do crescimento, sensibilidade térmica, palpabilidade a longo prazo das placas, efeito de proteção contra o stress, etc.

As investigações experimentais sobre polímeros sintéticos reabsorvíveis têm decorrido desde a sua introdução como suturas absorvíveis na década de 1960. O desenvolvimento de dispositivos biodegradáveis de fixação de fracturas começou originalmente no campo da cirurgia maxilofacial. Cutright, Hunsuck et al. (1971) e Getter et al. (1972) foram os primeiros investigadores a relatar estudos experimentais em animais utilizando estes dispositivos. Desde então, foram efectuados numerosos estudos experimentais e clínicos sobre estes materiais.

Ao mesmo tempo, quando a placa de compressão estava a ser popularizada. Em 1973, Michelet e colegas e Champy, em 1973, criaram as placas monocorticais mais pequenas adaptáveis para o tratamento da fratura mandibular. 3.4 Champy aperfeiçoou e investigou ainda mais estas técnicas. As placas mais pequenas por via transoral tornaram-se a base do tratamento das fracturas mandibulares. Contemporaneamente, tornaram-se o padrão de ouro do tratamento de fracturas mandibulares.

As placas e parafusos metálicos atualmente utilizados nas fracturas crânio-maxilo-faciais, apesar de proporcionarem uma fixação óssea interna rígida, têm as seguintes desvantagens.

1. Uma vez efectuada a osteossíntese, deixam de ser necessárias. Além disso, podem atuar como um corpo estranho e criar problemas no futuro.

2. Devido à proteção contra o stress, podem causar atrofia óssea subjacente.5

3. Interferem com a TC e a RMN.6

4. A palpabilidade, a sensibilidade aos extremos de temperatura de qualquer ingestão oral e, por vezes, a exposição da placa requerem a remoção e uma segunda cirurgia.

5. O atraso no crescimento e a migração intracraniana também foram documentados com placas metálicas.

Na tentativa de ultrapassar as desvantagens limitadas das placas metálicas, os investigadores tentaram desenvolver as placas reabsorvíveis. O interesse por esta técnica aumentou na década de 1980, quando foi proposta a utilização destes materiais na fixação da osteotomia mandibular e da fratura, tendo sido utilizados parafusos e pinos de polidioxanona - PDS. Devido às propriedades mecânicas, a fixação maxilomandibular (MMF) foi necessária no final da década de 1980, e vários grupos de investigação concentraram-se no desenvolvimento de polímeros, como o ácido poli-L-lático (PLLA), com propriedades mecânicas melhoradas. Foram efectuados vários ensaios clínicos. As placas de PLLA foram utilizadas em fracturas zigomáticas, osteotomias sagitais bilaterais mandibulares sem MMF.

A maioria das placas bio-reabsorvíveis utilizadas atualmente é produzida a partir de poli-4 (alfa-hidroxiácido) semicristalino sintético e dos seus co-polímeros. O ácido poliglicólico (PGA) degrada-se mais rapidamente e é utilizado quando não é necessária uma elevada resistência. A poli-dioxanona (PDA) e a PCL (poli-caprolactona) são utilizadas para formar implantes de pavimento orbital. Recentemente, estão disponíveis placas auto-reforçadas que não necessitam de banho de água para adaptação e têm melhores propriedades mecânicas para suportar forças de flexão.

Foram obtidos resultados encorajadores na cicatrização óssea primária sem o MMF quando o SR-PLLA foi utilizado pela primeira vez na fixação de osteotomias de sagittai split. No entanto, Harada e Enomote verificaram que o MMF é necessário para a estabilidade, uma vez que no seu estudo os pontos do esqueleto se deslocaram mais no grupo do PLLA do que no dos parafusos metálicos. Após a utilização em cirurgia ortognática, a utilização de placas bioreabsorvíveis em traumatismos ganhou ímpeto e a gestão de defeitos orbitais e de traumatismos do terço médio da face assistiu à utilização extensiva de placas de PLLA para fixação.

Embora as placas bio-resorvíveis tenham sido amplamente utilizadas na cirurgia ortodôntica e no trauma do terço médio da face, os relatórios sobre a sua utilização no tratamento de fracturas mandibulares são muito limitados e existem poucos ensaios clínicos aleatórios. A utilização de placas reabsorvíveis no tratamento de fracturas mandibulares parece muito interessante, uma vez que a hidrólise subsequente das placas significaria a ausência de hardware adicional no esqueleto facial, uma melhor avaliação da cicatrização da fratura, uma vez que as placas de PLLA são radiolucentes, e evitaria a necessidade de uma segunda cirurgia numa data posterior. O presente estudo foi planeado para utilizar as placas de PLLA e as placas de titânio num ensaio clínico aleatório e controlado para atingir o ponto final primário de união óssea.

O objetivo da fixação interna de fracturas traumáticas e introgénicas do esqueleto é conseguir uma consolidação sem perturbações da fratura. A necessidade de plantas e parafusos para fixação é apenas temporária, até que a fratura se una.

Fracturas deste sistema :- A resistência à tração e à flexão é comparável à do sistema de placas de titânio. As placas são fáceis de adaptar com a ajuda de um pacote de calor. Está disponível uma vasta seleção de tamanhos e formas de implantes. Um cómodo sistema de entrega de parafusos com acionamento hexagonal simplifica a colocação dos parafusos. Elimina a restrição do crescimento e a migração do implante na reconstrução craniofacial pediátrica. Reabsorve completamente e pode eliminar a necessidade de uma segunda cirurgia. Não induz uma reação inflamatória na fase final.

Vantagens das placas reabsorvíveis :- As placas e parafusos biodegradáveis têm o potencial de oferecer aos clínicos o sistema de fixação ideal, ou seja.

Pequeno

Biocompatível

Adaptável

Permite uma estabilidade adequada para alcançar a união óssea

Posteriormente, é reabsorvido em tempo útil.

Capítulo 1
FINALIDADE E OBJECTIVOS

OBJECTIVO:

Comparar a eficácia das placas bioreabsorvíveis com as miniplacas de titânio no tratamento da fratura mandibular.

OBJECTIVOS:

Variável do ponto final primário

Avaliar a união óssea em fracturas da mandíbula relacionadas com placas de titânio e placas biresorvíveis.

Variável do objetivo secundário

Avaliar as complicações de infeção, deiscência de tecidos moles, má união com má oclusão e necessidade de uma segunda cirurgia relacionadas com placas de titânio e placas bioreabsorvíveis.

RESULTADOS :

Variável primária :

União óssea evidenciada pela ausência de mobilidade dos segmentos fracturados no exame clínico e osteogénese evidente na avaliação radiológica ao fim de 8 semanas.

Variável secundária :

1. Ocorrência de infeção evidenciada pela ocorrência/aumento do inchaço na última 1 semana, juntamente com eritema e dor e/ou descarga do local.
2. Ocorrência de deiscência da ferida, evidenciada pela exposição da placa.
3. Malunion evidenciado pela presença de discrepância na oclusão ao fim de 8 semanas.
4. Necessidade de uma segunda cirurgia que pode ser devida a infeção, deiscência da ferida e/ou instabilidade dos segmentos da fratura durante as visitas pós-operatórias.

Capítulo 2
ANATOMIA CIRÚRGICA DA MANDÍBULA E BIOMECÂNICA
ANATOMIA CIRÚRGICA

A fratura da mandíbula ocorre mais frequentemente do que qualquer outra fratura da seleção facial. É a única lesão grave do osso facial que o cirurgião dentista médio pode esperar encontrar.

Os casos de fratura da mandíbula são principalmente acidentes de viação, violência interpessoal, quedas, lesões desportivas e traumatismos industriais. Durante 30 anos após a Segunda Guerra Mundial, verificou-se que os acidentes de viação eram a principal causa de fratura da mandíbula, representando entre 35 e 60% das fracturas dos ossos faciais (Rowe e Killey, 1968: Vincent-Town end e Langdon, 1985). Perkins e Layton (1988) analisaram recentemente a etiologia das lesões maxilofaciais em geral e chamaram a atenção para as mudanças ocorridas nos últimos 10 anos.

A importância relativa dos vários factores que afectam a incidência de fracturas mandibulares é influenciada por:
1. Geografia
2. Tendências sociais
3. Legislação sobre o tráfego rodoviário
4. Estações do ano.

GEOGRAFIA:

Van Hoof et al. (1977) analisaram os diferentes padrões de fratura do esqueleto facial em quatro países europeus e observaram uma variação considerável na experiência dos centros de tratamento dos quais recolheram estatísticas. As lesões causadas por lutas eram mais comuns nas zonas urbanas alemãs do que numa unidade na Holanda, enquanto que neste último centro se registava uma incidência muito mais elevada de traumatismos causados pelo tráfego rodoviário. Nos países em desenvolvimento com um rápido aumento do tráfego rodoviário, os traumatismos provocados por veículos automóveis são a principal causa de fracturas (Adekeye, 1980).

TENDÊNCIAS SOCIAIS:

Nas áreas urbanas, particularmente nos últimos anos, a violência interpessoal tem sido responsável por uma proporção crescente de fracturas mandibulares (Ellis, Moos e El Attar, 1985; Eriksson e Willmar 1987; Perkins e Layton, 1988). A incidência relativa de outras fracturas dos ossos faciais e lacerações faciais tem sido influenciada por esta tendência, e em alguns centros urbanos as fracturas zigomáticas são agora mais comuns do que as da mandíbula (Brook e Wood. 1983).

LEGISLAÇÃO SOBRE TRÁFEGO RODOVIÁRIO:

A conceção dos veículos foi influenciada tanto pela investigação como pela legislação e, em alguns países, a utilização do cinto de segurança foi tornada obrigatória por lei. Os cintos de segurança resultaram numa diminuição drástica das lesões em geral e das lesões graves em particular (Thomas, 1990), e essa tendência reflectiu-se na incidência de lesões faciais (Sabey, Grant e Hobbs, 1977). Grattan e Hobbs (1985) referiram os efeitos benéficos da melhoria da conceção dos veículos e da utilização de cintos de segurança. A imposição de limites de velocidade baixos não parece trazer o mesmo benefício no que diz respeito às fracturas mandibulares (Olson et al., 1982).

ÉPOCA:

As fracturas faciais apresentam uma variação sazonal na maioria das zonas temperadas, o que reflecte o aumento do tráfego e da violência urbana durante os meses de verão e as condições adversas das estradas na presença de neve e gelo em meados do inverno.

INCIDÊNCIA:

As fracturas da mandíbula costumavam ser mais comuns do que as lesões do terço médio. Em 1966, Schuchardt et al. verificaram que a mandíbula era fracturada, isoladamente ou em combinação, em nada menos do que 2103 de 2901 lesões dos ossos faciais. Oikarinen e Lindquist (1975) estudaram 729 doentes com lesões múltiplas sofridas em acidentes rodoviários; 11% dos doentes apresentavam fracturas dos ossos faciais. As fracturas faciais mais comuns foram as da mandíbula (61%), seguidas da maxila (46%), do zigoma (27%) e dos ossos nasais (19,5%).

A mudança na ênfase dos vários factores etiológicos acima descritos reflecte-se numa redução da incidência relativa de fracturas da mandíbula em séries mais recentes. Brook e Wood (1983) examinaram esta tendência ao longo de quatro décadas num estudo retrospetivo. Durante este período, as agressões pessoais aumentaram em 75% e as fracturas do zigoma tornaram-se mais comuns do que as fracturas da mandíbula, factos que podem estar relacionados. Embora a fratura do côndilo mandibular seja o local mais comum de fratura da mandíbula, a fratura do ângulo é o local mais frequente quando existe apenas uma fratura (Halazonetis, 1968; Ellis, Moos e El Attar, 1985). Entre os doentes que sofreram lesões gerais em resultado de agressões pessoais, Shepherd et al. (1990) verificaram que 83% de todas as fracturas e 66% de todas as lacerações eram faciais.

A anatomia cirúrgica da mandíbula e das estruturas adjacentes é extremamente importante para compreender o padrão de fratura, a deslocação das extremidades ósseas fracturadas e os factores necessários para uma cicatrização sem complicações. Embora a mandíbula seja embrionariamente um osso membranar, a sua estrutura física assemelha-se a um osso longo curvado com duas cartilagens articulares e duas artérias nutritivas. Este arco de osso cortico-esponjoso projecta-se para baixo e para a frente a partir da base do crânio e constitui o componente mais forte e mais rígido do esqueleto facial.

A mandíbula é o osso maior, mais forte e mais baixo da face. Tem um corpo curvado horizontalmente que é convexo para a frente e dois ramos largos que ascendem posteriormente. O corpo da mandíbula suporta os dentes mandibulares no interior do processo alveolar. Os ramos suportam os processos coronóides e condilares, e estes articulam-se com os ossos temporais nas articulações temporomandibulares.

CORPO:

O corpo tem a forma de um "U", com as superfícies externa e interna separadas por bordos superiores e inferiores. Anteriormente, a superfície externa superior apresenta uma crista mediana ténue e inconstante, que indica a fusão das metades do osso fetal na sínfise mentoniana; interiormente, esta crista divide-se para envolver uma protuberância mental triangular, cuja base é centralmente deprimida, mas elevada de cada lado como um tubérculo mental. A protuberância mental e os tubérculos mentais constituem o queixo. O forame mental, de onde emergem o nervo e os vasos mentais, situa-se abaixo do intervalo entre os dentes pré-molares ou dos segundos dentes pré-molares. A borda posterior do forame é lisa e acomoda o nervo que emerge lateralmente. Uma linha oblíqua externa ténue ascende para trás a partir de cada tubérculo mental e varre abaixo do forame; torna-se mais marcada à medida que se prolonga até à borda anterior do carneiro.

O bordo inferior do corpo, a base, estende-se lateralmente desde a sínfise mandibular até ao bordo inferior do ramo, atrás do terceiro molar. Perto da linha média, de cada lado, há uma fossa digástrica rugosa que dá fixação ao ventre anterior dos digástricos. Atrás da fossa, a base é espessa e arredondada, e tem uma ligeira convexidade ântero-posterior. Esta muda para uma concavidade suave à medida que o carneiro se aproxima. O que confere à base um perfil sinuoso?

O bordo superior, a parte alveolar, contém 16 alvéolos para as raízes dos dentes inferiores. É constituída por placas ósseas vestibular e lingual unidas por septos interdentários e inter-radiculares. Perto dos dentes segundos e terceiros molares, a linha oblíqua externa sobrepõe-se à placa vestibular. Tal como na maxila, a forma e a profundidade das cavidades dentárias estão relacionadas com a morfologia das raízes dos dentes mandibulares. Normalmente, as cavidades dos incisivos, caninos e dentes pré-molares contêm uma única raiz, enquanto as dos três dentes molares contêm duas raízes cada. A superfície externa do alvéolo adjacente aos dentes molares serve de fixação aos bucinadores. Vários músculos da expressão facial estão ligados à superfície lateral da mandíbula.

A superfície interna da mandíbula é dividida por uma linha oblíqua milohióidea à qual a milohióidea está ligada (assim como, acima de sua parte posterior e, o constritor faríngeo superior, alguns fascículos retro molares de bucinadores, e a rapa pterigomandibular atrás do terceiro molar. Esta linha, que se estende de um ponto a um centímetro da borda superior atrás do terceiro molar até à sínfise mental, é nítida e distinta perto dos molares, mas ténue à frente. Uma fossa submandibular ligeiramente côncava, relacionada com a glândula submandibular, situa-se abaixo da linha milo-hióidea. A área acima da linha alarga-se anteriormente numa fossa sublingual triangular relacionada com a glândula sublingual. O osso é coberto pela mucosa oral acima da fossa sublingual até ao terceiro molar. Acima das extremidades anteriores das linhas milo-hioides, a face posterior sinfisária apresenta uma pequena elevação, frequentemente dividida em partes superior e inferior, os espinhos mentais (tubérculos geniais). A parte superior liga-se ao genioglosso e a parte inferior ao genio-hióideo. Posteriormente, o sulco milo-hióideo estende-se para baixo e para a frente a partir do carneiro, abaixo da parte posterior da linha milo-hióidea, e contém o nervo e os vasos milo-hióideos. Superiormente às espinhas mentais, a maioria das mandíbulas apresenta um forame lingual (genial) que se abre num canal que atravessa o osso até cerca de 50% da dimensão bucomandibular da mandíbula e contém um ramo da artéria lingual. Até à data, o seu desenvolvimento é incerto, embora seja um marco radiológico útil (ver também forames mandibulares acessórios). Um torus mandibularis arredondado às vezes ocorre acima da linha milo-hióidea, junto às raízes dos molares.

RAMUS:

O ramo mandibular é quadrilátero, com duas superfícies (lateral e medial), quatro bordas (superior, inferior, anterior e posterior) e dois processos (coronoide e condilar). A superfície lateral é relativamente descaracterizada e apresenta a crista oblíqua (externa) na sua parte inferior. A face medial apresenta, um pouco acima do centro, um forame mandibular irregular, que desemboca no canal mandibular. Este canal curva-se para baixo e para a frente no corpo até ao forame mental. Anteromedialmente, o forame mental é sobreposto por uma fina lingual triangular. O sulco milo-hióideo desce para a frente por detrás da lingual. A borda inferior continua com a base mandibular, encontrando a borda posterior no ângulo. Este ângulo é tipicamente invertido nos homens, mas nas mulheres é frequentemente invertido. O bordo superior, fino, delimita as incisuras mandibulares, encimadas à frente pelo processo coronoide, plano e triangular, e atrás pelo processo condilar. O bordo posterior, espesso e arredondado, estende-se do côndilo ao ângulo, sendo suavemente convexo em cima e côncavo em baixo. A borda anterior é fina acima, onde é contínua com a do processo coronoide, e mais espessa abaixo, onde é contínua com a linha oblíqua externa. A crista temporal é uma crista que se estende desde a ponta do processo coronoide, no seu lado medial, até ao osso imediatamente atrás do terceiro molar. A depressão triangular entre a crista temporal e a borda anterior do carneiro é chamada de fossa retro molar.

PROCESSO CORONÓIDE:

O processo coronoide projecta-se para cima e ligeiramente para a frente como uma placa triangular de osso; o seu bordo posterior delimita as incisuras mandibulares e o seu bordo anterior continua até à incisura do carneiro. A crista temporal é uma crista que desce da ponta do processo coronoide no seu lado medial.

PROCESSO CONDILAR:

O côndilo mandibular varia consideravelmente tanto em tamanho como em forma. Quando visto de cima, o côndilo tem um contorno aproximadamente ovoide, sendo a dimensão ântero-posterior do côndilo (c.1cm) aproximadamente metade da dimensão mediolateral. O aspeto medial do côndilo é mais largo do que o lateral. No entanto, o longo eixo do côndilo não é perpendicular ao ramo, mas diverge posteriormente de um plano estritamente coronal. Assim, o pólo lateral do côndilo situa-se ligeiramente anterior ao pólo medial, e se o eixo longo dos dois côndilos for alargado. Eles se encontram em um ângulo obtuso (c.145°) na borda anterior do forame magno. A cabeça articular do côndilo une-se ao ramo através de uma fina projeção óssea, o colo do côndilo. Uma pequena depressão situada na superfície anterior do colo, abaixo da superfície articular, denominada fóvea pterigoide, recebe parte da fixação do pterigoide lateral.

O côndilo é composto por um núcleo de osso esponjoso coberto por uma fina camada de osso compacto. Durante o período de crescimento, uma camada de cartilagem hialina forma uma cartilagem condilar secundária e situa-se imediatamente por baixo da superfície de articulação fibrosa do côndilo.

O carneiro e os seus processos fornecem fixação para os quatro músculos primários da mastigação. O masséter está ligado à superfície lateral, o pterigoide medial está ligado à superfície medial, o temporal está inserido no processo coronoide e o pterigoide lateral está ligado ao côndilo. O ligamento esfenomandibular está ligado ao lingual.

FORAMINA ACESSÓRIA DA MANDÍBULA:

Estes são geralmente inominados e raramente descritos, mas são numerosos. Os forames acessórios da mandíbula são comuns. Podem transmitir nervos auxiliares para os dentes (a partir dos nervos milohióideo facial, cutâneo cervical transverso vestibular e outros), sendo a sua ocorrência significativa nas técnicas de bloqueio anestésico dentário.

ALTERAÇÕES DE IDADE NA MANDÍBULA:

Ao nascimento, as duas metades da mandíbula estão unidas por uma sínfise fibrosa menti. As extremidades anteriores de ambos os rudimentos estão cobertas por cartilagem. Separados apenas por uma sínfise. Até que a fusão ocorra, novas células são adicionadas a cada cartilagem a partir do tecido fibroso da sínfise, e a ossificação do lado mandibular prossegue em direção à linha média. Quando este último processo ultrapassa o primeiro e a ossificação se estende para o tecido fibroso mediano, a sínfise funde-se. Nesta fase, o corpo é uma mera concha que envolve as cavidades imperfeitamente separadas dos dentes decíduos. O canal mandibular está próximo da borda inferior e o forame mental abre-se abaixo do primeiro molar decíduo e está direcionado para a frente. O processo coronoide projecta-se acima do côndilo.

No primeiro ao terceiro ano pós-natal, as duas metades unem-se na sua sínfise de baixo para cima, embora a separação perto da margem alveolar possa persistir no segundo ano. O corpo alonga-se, especialmente atrás do forame mental, proporcionando espaço para três dentes adicionais. Durante o primeiro e segundo anos, à medida que o queixo se desenvolve, o forame mental muda de direção, passando de virado para a frente a virado para trás, como nas mandíbulas adultas, para acomodar a mudança de direção do nervo mental emergente.

Em termos gerais, o aumento da altura do corpo da mandíbula ocorre principalmente pela formação de osso alveolar, associado aos dentes em desenvolvimento e em erupção, embora algum osso seja depositado na borda inferior. O aumento do comprimento da mandíbula é conseguido pela deposição de osso na superfície posterior do carneiro com reabsorção compensatória na sua superfície anterior (acompanhada pela deposição de osso na superfície posterior do processo coronoide e reabsorção na superfície anterior do processo do côndilo). O aumento da largura da mandíbula é produzido pela deposição de osso na superfície externa da mandíbula e pela reabsorção na superfície interna. Durante o crescimento pós-natal e a erupção dentária, ocorre um aumento do tamanho comparativo do carneiro em relação ao corpo da mandíbula.

Existe alguma controvérsia relativamente ao papel da cartilagem condilar no crescimento mandibular. Um ponto de vista afirma que a proliferação contínua desta cartilagem é a principal responsável pelo aumento do comprimento mandibular e da altura do carneiro. Em alternativa, existem provas experimentais que apoiam a ideia de que a proliferação da cartilagem condilar é uma resposta ao crescimento e não a sua causa. No adulto, as regiões alveolares e sub-alveolares têm profundidades aproximadamente iguais, o forame mental surge a meio caminho entre os bordos superior e inferior e o canal mandibular é quase paralelo à linha milo-hióidea. Se os dentes forem perdidos, o osso alveolar é reabsorvido e o canal mandibular e o forame mental passam a situar-se mais perto do bordo superior. De facto, ambos podem desaparecer, de modo a que os nervos se encontrem logo abaixo da mucosa oral.

É, no entanto, mais frequentemente fracturado do que os outros ossos da face, um facto que se reflecte diretamente na sua capacidade de se adaptar às condições de vida.

relacionada com a sua situação proeminente e exposta. Além disso, ao contrário do esqueleto médio-facial, semelhante a uma "caixa de fósforos", que absorve facilmente o traumatismo direto, os golpes na mandíbula são transmitidos diretamente para a base do crânio através da articulação temporomandibular. Isto, por sua vez, significa que fracturas relativamente pequenas da mandíbula podem estar associadas a um grau surpreendente de traumatismo craniano; daí a eficácia do soco nocauteador do pugilista.

Devido ao traumatismo craniano associado, as fracturas da mandíbula podem constituir uma ameaça para as vias respiratórias no período inicial após a lesão. Um doente cujo nível de consciência esteja deprimido é menos capaz de proteger as suas próprias vias respiratórias do embaraço do sangue, dos dentes partidos e das próteses deslocadas. Além disso, a hemorragia no pavimento da boca e na base da língua provoca um inchaço que pode ameaçar obstruir a orofaringe.

LOCAIS DE FRACTURA MANDIBULAR:

A configuração anatómica da mandíbula aproxima-se de uma ligação semi-circular rígida, mas com articulações fixas nas suas extremidades livres. Nahum (1975) mediu as forças necessárias para produzir fracturas dos ossos faciais numa série de experiências com cadáveres. A fratura do maxilar ocorreu com forças tão baixas como 140Ib, enquanto o nível mais baixo de tolerância da mandíbula ao impacto frontal foi de 425Ib, que produziu consistentemente a fratura do colo do côndilo. A fratura do colo do côndilo pode ser considerada como um mecanismo de segurança que protege o doente das consequências graves da fratura da fossa média. Esta fratura pode ocorrer em raras ocasiões, quando a cabeça do côndilo é conduzida através da fossa glenoide. Nahum observou que era necessária uma força frontal de 800-900Ib para produzir a fratura da sínfise e de ambos os pescoços condilares. Demonstrou ainda que a mandíbula era muito mais sensível aos impactos laterais do que aos frontais e que era substancialmente amortecida pela abertura e retrusão da mandíbula.

Os dentes são os mais importantes na determinação do local onde ocorre a fratura. O longo dente canino e o dente do siso parcialmente irrompido representam linhas de fraqueza relativa, e os dentes não irrompidos, como os pré-molares, são importantes da mesma forma. Oikarinen e Malmstrom (1969) analisaram 600 fracturas mandibulares através de traçados de ortopantomografias. Na análise, verificou-se que 33,4% das fracturas ocorreram na área subcondilar, 17,4% no ângulo, 6,7% foram alveolares, 5,4% no ramo, 2,9% na linha média e 1,3% no processo coronoide, enquanto 33,6% ocorreram no corpo da mandíbula, principalmente na região dos caninos.

Análises recentes de padrões de fratura onde a violência interpessoal urbana é a causa principal mostram uma incidência geral reduzida de fracturas do côndilo e um aumento na frequência de fracturas do corpo (Ellis, Moos e El Attar, 1985; Busuito,

Smith e Robson, 1986). Da mesma forma, quando a mandíbula é fracturada apenas num único local, a área do ângulo parece ser a mais vulnerável (Halazonetis, 1968). A implicação destas observações parece ser que a menor violência direta de agressões pessoais tende a causar fracturas no ponto habitual de impacto num lado ou noutro do corpo da mandíbula. Quando a força de impacto é maior, como na maioria dos acidentes de viação, a maior força indireta transmitida à região condilar resulta num aumento do número de fracturas neste local.

A reabsorção alveolar que se segue à perda de dentes enfraquece a mandíbula e a fratura do corpo edêntulo resultará de forças de impacto muito menores. A reabsorção alveolar extrema pode levar a uma situação em que ocorre o que é, na sua essência, uma fratura patológica. As fracturas desta natureza num osso talvez não mais espesso do que um lápis são notoriamente difíceis de tratar.

OS DENTES:

Para além de constituírem linhas de fraqueza relativa no maxilar inferior, os dentes são uma fonte potencial de infeção de muitas fracturas mandibulares. Na sua estrutura física, a mandíbula assemelha-se a um osso longo, mas um osso longo que é sujeito a uma série de fracturas compostas de cada vez que se extrai um dente. Uma agressão deste tipo a um osso de estrutura semelhante, como o fémur, conduziria inevitavelmente a uma osteomielite intratável, ao passo que na mandíbula ocorre normalmente uma cicatrização sem intercorrências, apesar de a ferida ser banhada por bactérias. Os ossos da mandíbula desenvolveram uma resistência especial à infeção durante o curso da evolução, cujo mecanismo não é realmente compreendido.

Uma fratura do corpo da mandíbula com um dente na linha de fratura é, no entanto, uma fratura composta e o dente. Que pode ter sido desvitalizado, representa uma fonte potencial de infeção? É importante ter em conta este facto no tratamento da lesão.

Hagan e Huelke (1961) fizeram uma excelente análise de 319 fracturas da mandíbula com estatísticas sobre a causa, o tipo e a localização da lesão.

FRACTURAS SIMPLES:

Estas incluem fracturas no ramo horizontal anterior ao último dente existente, fracturas no ramo horizontal posterior ao último dente excitante, fracturas no ângulo da mandíbula, fracturas na mandíbula edêntula e fracturas do ramo ascendente, fracturas subcondilares e fracturas do processo coronoide.

A tração muscular deve ser tida em grande consideração quando se contempla a redução de uma fratura. A tração muscular é uma das causas da deslocação dos fragmentos e impede frequentemente o alinhamento correto do osso, especialmente se o tratamento tiver sido retardado e os truísmos se tiverem instalado.

O ramo da mandíbula tem ligados a ele os músculos masseter, pterigóideo interno e externo e temporal. São estes os músculos que, em caso de fratura da mandíbula na região do terceiro molar, provocam a deslocação. Os músculos masseter, pterigóideo interno e temporal tracionam o fragmento para cima (Fig.). O músculo pterigóideo externo puxa o ramo para a frente e, em conjunto com o músculo pterigóideo interno, provoca um deslocamento para dentro. Na fratura do processo coronoide, que raramente ocorre, é obviamente o músculo temporal que desloca o pequeno fragmento para cima e para trás. Uma fratura na região molar de uma mandíbula parcialmente desdentada é geralmente deslocada para dentro e para cima. O músculo milo-hióideo ajuda a puxar o fragmento mais curto medialmente, enquanto o fragmento mais longo, que contém a arcada dentária, é atraído para o lado lesionado pelos seus próprios músculos elevadores. Raramente a fratura é oblíqua de forma a evitar esta deslocação.

A parte anterior da mandíbula é controlada pelos músculos milo-hióideo, digástrico e geniohióideo. A sua inserção no osso é mostrada na fig. 486, que ilustra o aspeto interno da mandíbula. A tração destes músculos provoca uma deslocação para dentro e para baixo, a menos que a direção da linha de fratura o impeça. Um segmento fracturado na parte anterior da mandíbula é, portanto, deslocado para baixo e para dentro devido à tração dos músculos genio-hióideos. Os segmentos laterais serão puxados para baixo e para dentro pelos músculos digástricos ou pelos músculos milo-hióideos.

As fracturas no ramo horizontal anterior ao último dente existente estão entre as fracturas mais comuns e as mais fáceis de tratar, porque a utilização dos dentes para a ligadura intermaxilar é um método fundamental no tratamento dos maxilares fracturados. Por isso, os dentes devem receber atenção especial. Deve-se observar o número de dentes presentes e investigar a sua relação com as linhas de fratura, se estão firmemente ligados à mandíbula ou soltos, e se estão sãos ou infectados. A seleção do método de ligadura intermaxilar ou do tipo de tala deve ser feita de acordo com o estado dos dentes, tal como acontece com o local e o número de fracturas, as angulações da linha de fratura, a quantidade de cominuição, a deslocação dos fragmentos e a força muscular a ser ultrapassada.

As fracturas no ramo horizontal posterior ao último dente existente requerem geralmente uma fixação adicional, uma vez que os fios intermaxilares raramente são suficientes para controlar o fragmento posterior. O problema é semelhante ao das fracturas no ângulo da mandíbula.

As fracturas do ângulo da mandíbula ocorrem como fracturas simples ou bilaterais. Podem dever-se a um golpe direto. Um bom exemplo disto é a "fratura de boxe". Gottlieb e Gottlieb (1951) relataram 11 casos deste tipo causados por um "haymaker" desferido com a mão direita.

As fracturas do ângulo encontram-se frequentemente associadas a fracturas na região do forame mental do outro lado. Nestes casos, a fratura do ângulo é devida a uma força indireta e ocorre em vez da fratura do colo do côndilo, que será descrita mais tarde. A oclusão pode ser perturbada e, se os fragmentos se sobrepuserem, o queixo é puxado para o lado lesionado. O tipo comum estende-se obliquamente desde a região do terceiro molar até ao ângulo da mandíbula, como se mostra em ou num local vertical, no bordo anterior do músculo masseter, onde o carneiro está ligado ao corpo da mandíbula. Estas fracturas requerem, em muitos casos, uma fixação especial para controlar o fragmento distal, que tem tendência para ser elevado pelos músculos que lhe estão ligados. Muitas vezes também pode estar deslocado medialmente.

Classificaram de forma descritiva as diferentes direcções de uma fratura. Se a direção da linha de fratura for tal que resista à ação dos músculos elevadores ao puxar o segmento para cima, aplicam o termo verticalmente favorável (V.F.). Quando a direção da linha de fratura é invertida e o fragmento posterior pode ser elevado por tração muscular, então é utilizado o termo verticalmente desfavorável (V.U.). No entanto, o fragmento também pode deslocar-se para lingual ou medialmente pela tração do músculo pterigóideo interno, que é mais forte do que o músculo masseter. Quando a linha de fratura impede esta deslocação, é utilizado o termo horizontalmente favorável (H.F.). Quando acontece o contrário, a linha de fratura está inclinada de modo a permitir a deslocação medial, então a fratura é denominada horizontalmente desfavorável (H.U.).

As fracturas na mandíbula edêntula, como é óbvio, não podem ser tratadas por ligadura intermaxilar devido à ausência de dentes aos quais se possam fixar ligaduras ou fios de arco. Mesmo que alguns dentes estejam presentes, é geralmente impossível utilizar estes métodos. Além disso, os pacientes edêntulos são invariavelmente indivíduos de ordem, por vezes com atrofia acentuada do alvéolo e do corpo da mandíbula. As extremidades fracturadas geralmente sobrepõem-se umas às outras e, não raro, as fracturas de mandíbulas edêntulas são compostas. Apesar da idade do doente, estas fracturas geralmente curam bem e raramente infectam. No entanto, o seu tratamento apresenta problemas completamente diferentes dos das fracturas em maxilas edêntulas. Nos maxilares edêntulos, o posicionamento é muito importante porque, se a posição for incorrecta, afecta os movimentos das articulações, pode colidir com o nervo mandibular ou, se for rompido, impede a sua união, causando dormência permanente do lábio. A consolidação das fracturas bilaterais é mais demorada, sendo importante uma fixação prolongada e adequada.

As fracturas do ramo ascendente, as fracturas subcondilares e as fracturas do processo coronoide são comparativamente raras e muito pouco foi escrito sobre elas. Um excelente artigo sobre este tipo de lesão é o de Walker (1942). A fratura desce geralmente a partir da incisura mandibular. Podemos distinguir: (1) fracturas oblíquas que se estendem numa direção posterior e descendente - estas são comuns e são designadas por fracturas subcondilares; (2) fracturas numa direção anterior que são as chamadas fracturas do processo coronoide; (3) fracturas verticais; (4) fracturas horizontais; e (5) fracturas oblíquas do ângulo da mandíbula; todas elas são ilustradas na Fig. 490. As fracturas verticais e oblíquas do ângulo são raras; as fracturas múltiplas são pouco frequentes. As fracturas e as luxações do côndilo serão descritas separadamente.

<u>FRACTURAS MÚLTIPLAS:</u>

As fracturas múltiplas podem envolver um lado do maxilar ou ambos. Quando ambos os lados estão envolvidos, um é geralmente o lado da lesão primária onde ocorreu o impacto da força, enquanto o outro é uma fratura secundária e pode ou não envolver o mesmo segmento do maxilar. No caso de uma fratura lateral primária do maxilar, a fratura secundária encontra-se geralmente no ângulo do maxilar ou no colo do côndilo.

As fracturas triplas não são raras. Uma fratura na sínfise pode estar associada a fracturas bilaterais posteriores à arcada dentária. Por vezes, estas fracturas ocorrem até aos côndilos e são frequentemente ignoradas se as radiografias não incluírem os côndilos. O sinal clínico é a mordida aberta.

<u>**FRACTURAS COMINUTIVAS:**</u>

Estes não são comuns na vida civil, mas são frequentemente observados em acidentes industriais e ferimentos de guerra na mandíbula. Podem partir-se fragmentos triangulares da parte alveolar, bem como do corpo da mandíbula, e é frequente encontrar a mandíbula partida em muitos pedaços. As fracturas cominutivas na parte posterior da mandíbula são ocasionalmente observadas após a remoção de dentes impactados. Nos ferimentos de guerra, a cominuição é mais comum e requer um método especial de tratamento. O princípio reconhecido por Kazanjian e Colyer de que as partículas de osso cominuído geram osso fresco não deve ser esquecido. Essas partículas devem ser retidas para ajudar o processo de ossificação e consolidação. A sua ação é semelhante à dos enxertos de lascas descritos noutras publicações.

<u>**FRACTURAS COMPOSTAS:**</u>

Nas fracturas compostas, existe uma ferida externa que conduz à fratura ou uma ferida intra-oral provocada pelo fragmento que perfura a mucosa. As fracturas compostas ocorrem frequentemente em acidentes de viação e podem ser tão bizarras como as lesões produzidas por projécteis de armas de fogo. Não só a mucosa pode ser rasgada pelos fragmentos deslocados, como também os lábios, a bochecha e a língua podem ser lacerados ou perfurados pelo osso fracturado. Todas as fracturas que envolvem os dentes merecem uma atenção especial e devem ser consideradas fracturas complicadas compostas e tratadas em conformidade. Os dentes não irrompidos, especialmente os terceiros molares, produzem uma fraqueza inerente na mandíbula. Isto pode predispor a fracturas nesta região.

Os quistos, quando presentes, também enfraquecem muito a mandíbula e apresentam complicações especiais no tratamento.

<u>**FRACTURAS COMPLICADAS :**</u>

Estas são frequentemente observadas na mandíbula. As complicações mais comuns são a fratura de dentes e a lesão dos vasos da mandíbula e do nervo mandibular.

A lesão do nervo é uma complicação frequente e causa dormência em metade do lábio inferior e

parte do queixo. Isto pode dever-se ao impacto dos fragmentos no nervo ou ao corte do nervo.

A lesão dos vasos sanguíneos provoca hemorragia e, frequentemente, formam-se hematomas, especialmente entre os fragmentos de uma fratura cominutiva.

A infeção da fratura é comum nas fracturas compostas, especialmente naquelas em que estão envolvidos dentes. Em 1917, Colyer já tinha salientado que muitos casos de união tardia se deviam a dentes que se estendiam para a linha de fratura e que a união ocorria quando estes eram removidos. Os dentes envolvidos, mesmo que não estejam feridos, devem ser extraídos prontamente porque podem ser a causa de complicações como a não união, osteomielite, celulite e formação de abcessos abaixo da linha de fratura.

As fracturas em crianças apresentam problemas semelhantes, especialmente porque a mandíbula está cheia de dentes permanentes em desenvolvimento. Se a fratura envolver as criptas desses dentes, pode instalar-se uma infeção que persistirá e resultará em não união, a menos que o germe do dente em desenvolvimento seja removido.

A osteomielite aguda é talvez a complicação mais grave que pode ocorrer nas fracturas. Resulta sempre em perda óssea, muitas vezes em não união, e produz frequentemente uma deformidade e interferência com a função normal do maxilar. É reconhecida pelo inchaço, dor e sensibilidade. Nas infecções fulminantes, o doente pode começar por ter um arrepio seguido de sintomas de infeção aguda causada por toxemia, febre de 103^0 a 105^0 F., um aumento acentuado da contagem de glóbulos brancos de 15.000 a 25.000 com polimorfonucleares de 85 a 95%. O quadro clínico da osteomielite varia muito em termos de gravidade. Nas infecções ligeiras, a temperatura pode ser de apenas 990 a 1000 F, com pouco mal-estar geral. Nestes casos, a contagem de glóbulos brancos varia entre 10 000 e 12 000 e pode haver apenas uma ligeira dor local. O exame radiológico é de grande importância para revelar o estado do osso e a formação de sequestros. Devem ser tomadas medidas para evitar a osteomielite. Se esta estiver presente aquando da primeira consulta do doente, o seu tratamento deve ser a principal preocupação.

A osteomielite crónica produz geralmente um trajeto fistuloso para a boca e, mais frequentemente, para a pele. Podem ocorrer exacerbações agudas com inchaço e aumento da secreção de pus, mas geralmente há pouca dor e nenhuma reação sistémica.

FRACTURA PATOLÓGICA:

Devem ser reconhecidas as condições patológicas que possam ter enfraquecido o osso ou que possam causar complicações posteriores. As doenças locais que predispõem à fratura são a atrofia, a osteomielite, a necrose por irradiação, os quistos e os tumores centrais. As doenças gerais que aumentam a fragilidade são a osteogénese imperfeita, a osteosclerois fragilis generalisata ou doença do osso de mármore e a sífilis. Todas estas doenças enfraquecem a mandíbula e é muito provável que uma fratura se estenda através da parte doente.

BIOMECÂNICA DAS FRACTURAS MANDIBULARES :

Tradicionalmente, as propriedades biomecânicas da mandíbula têm sido descritas pela mecânica de viga simples (Figura 39.5). A mandíbula é uma alavanca de classe III com o côndilo actuando como fulcro, os músculos mastigatórios como a força aplicada, e a carga de mordida como a força de resistência.

Como uma alavanca de classe III, uma viga em consola carregada apresentará forças de tração na sua superfície superior e forças de compressão na superfície inferior. A linha de tensão zero, que ocorre no ponto em que as forças de tração se tornam compressivas, é designada por eixo neutro. Correlacionando estes princípios com a mandíbula carregada, observa-se tensão ao nível do alvéolo, compressão no bordo inferior e o eixo neutro aproximadamente ao nível do canal alveolar inferior (Figura 39-6).

Infelizmente, descrever a mandíbula como uma alavanca de classe III é uma simplificação excessiva de uma estrutura complexa. Os princípios da mecânica de feixe simples não levam em conta as forças geradas pela musculatura contralateral. Em contrapartida, estudos posteriores que utilizaram a análise de elementos finitos tiveram em conta estas forças musculares. Rudderman e Mullen utilizaram a análise de elementos finitos tridimensionais para ter em conta a variação da espessura da mandíbula, as alterações da densidade do material e a geometria complexa da mandíbula. Os efeitos dos músculos masseter, pterigoide e temporal foram recriados utilizando elementos de barra que duplicaram a direção da força e a área de fixação dos músculos.

Com base na mecânica de feixe simples, pensa-se que as fracturas do corpo e do ângulo da mandíbula apresentam forças de tração na borda superior e forças de compressão na borda inferior. Para as fracturas do corpo da mandíbula, a mecânica de feixe simples parece correlacionar-se com a análise de elementos finitos quando descreve as forças de mordida aplicadas anteriormente ao local da fratura. No entanto, a análise de elementos finitos demonstra a inversão das zonas de tensão-compressão quando a força de mordida aplicada é empregue posteriormente à linha de fratura ou ao eixo muscular. Consequentemente, serão observadas forças de compressão no bordo superior da mandíbula. Esta inversão da tensão e da compressão também pode ocorrer se a força de mordida for aplicada imediatamente antes da fratura, quando predomina a atividade da banda muscular contralateral.

A análise de elementos finitos demonstra que as forças que actuam na região parassinfisária são semelhantes às que actuam no corpo mandibular. Se a força de mordida for aplicada anteriormente à fratura, aplicam-se os princípios da mecânica de viga simples. No entanto, ocorre compressão na borda superior da mandíbula quando a carga da mordida é aplicada posteriormente à fratura. Esta compressão do bordo superior pode ser atribuída aos efeitos do sling muscular contralateral. Além disso, a mecânica de feixe simples não descreve com precisão as forças que actuam na mandíbula anterior durante a função. Quando é aplicada uma carga na linha média da mandíbula (fulcro), predomina a compressão no bordo superior devido à força da banda muscular contralateral. Esta força muscular também produz rotação em torno do fulcro, gerando um componente torsional da força.

Capítulo 3
REVISÃO DA LITERATURA

A fixação externa de fracturas é conhecida há muitos séculos. Já em 2530 séculos a.C. se utilizavam ligaduras externas para as fracturas faciais. Hipócrates (460-375 a.C.) descreveu o uso de ligaduras externas para o tratamento de fracturas faciais, enquanto no escrito de Celsus, de cerca de 30 a.C., há uma descrição de ligaduras externas juntamente com a colocação de fios nos dentes para fracturas faciais.

Major defendia a utilização de pinos intra-medulares para estabilizar as fracturas dos maxilares. Durante o mesmo período, Basing Stock, Rushton e Walker desenvolveram a técnica de fixação de pinos extra-orais, que foi de particular valor antes do advento da penicilina.

A revisão da literatura é discutida em duas rubricas:
1. Tratamento convencional das fracturas.
2. Tratamento de fracturas com sistema de placas bicresorvíveis.

I. TRATAMENTO CONVENCIONAL DAS FRACTURAS

A data da primeira utilização da fixação interna não é conhecida.

Lapeyode e Sicre ligaram um osso fracturado em 1775 ou antes.

Gurit, em 1864, relatou uma série de casos em que as extremidades ósseas fracturadas foram reduzidas a fresco e fixadas com parafusos e pregos.

Um dos primeiros utilizadores das placas ósseas de uma forma consistente com as utilizadas atualmente foi Hansmann, em 1886. É-lhe atribuída a ideia de placas ósseas metálicas e parafusos fixados internamente à fratura.

Williams Arbutnof Lane, em 1893, começou a fazer experiências e a apresentar relatórios sobre a utilização da fixação interna de fracturas. Concebeu a placa de aço de Lane, a melhor em uso até à conceção de Shermans em 1912.

Robert Danis, aluno dos irmãos Lambottee, deu provavelmente os maiores contributos para o domínio da fixação interna. Estabeleceu os princípios da fixação interna e foi o primeiro a utilizar o conceito de compressão na cirurgia das fracturas.

Em meados dos anos 50, Maurice E Mlliar formou a AO (Arbeitsgemeinschaft fur Osteosynthesis fragen: Associação para a Osteossíntese) ou ASIF (Associação para o estudo da Fixação Interna). Estabeleceram os princípios básicos para o tratamento das fracturas do esqueleto - redução anatómica do fragmento, fixação funcionalmente estável dos fragmentos, preservação do fornecimento de sangue aos fragmentos através de uma técnica cirúrgica atraumática, mobilização ativa precoce sem dor.

Venable e Stuck (1937) realizaram estudos experimentais sobre os efeitos do metal no osso com base em electrólitos e chegaram à conclusão de que os metais puros, por si só, são inertes e que são geradas forças eléctricas quando dois metais diferentes são colocados no tecido através da geração de força eletromotriz. Afirmaram também que a liga de menor reação é o vitallium, que consiste em cobalto, crómio e tungsténio, mas não em ferro. Além disso, não se verificou qualquer reação dos tecidos ou alterações ósseas no local dos parafusos de Vitallium.

Em 1958, Baghy e Janes modificaram uma placa de não*compressão convencional de uma forma muito simples mas autóctone, permitindo a aplicação de compressão à fratura através do simples aperto dos parafusos.

Rowe e Killey (1968) afirmaram que as placas ósseas oferecem a vantagem de uma fixação interna rígida e de uma resistência superior. Também afirmaram que este método eliminou a necessidade de fixação intermaxilar e permite a mobilização precoce dos maxilares.

Thoma (1963) concluiu, a partir das suas observações, que é possível obter uma fixação mais segura através de placas ósseas do que através de fios transósseos. Observou que a torção evita principalmente a distração dos fragmentos, ao passo que a placa evita o deslizamento e a deslocação vertical.

Schenk e Wellenegger (1963) descreveram num artigo original a "cicatrização por contrato" sob osteossíntese estável. Afirmaram que a cicatrização por intenção primária ocorre quando a fratura é fixada de forma estável, enquanto a cicatrização por intenção secundária ocorre no método conservador de tratamento de fracturas.

Brons e Boering em (1970) avaliaram duas formas de fixação interna estável utilizando placas e parafusos em 40 casos de fracturas mandibulares. O FMI foi omitido. Concluíram que a fixação interna rígida tinha um papel útil nas fracturas da mandíbula.

DUANE E. CUTRIGHT e ERVIN E. HUNSUCK (1971)

Relataram estudos experimentais em ratos para estudar a reação dos tecidos à sutura biodegradável de ácido poli-lático e examinar as suas características histopatológicas de degradação. Implantaram uma sutura de PLA juntamente com uma sutura de Dacron preto na pata traseira direita de quarenta ratos brancos albinos e estudaram-nos durante um período de 70 dias, sacrificando-os a intervalos regulares. Os resultados mostraram que o PLA apresentava formação de células gigantes aos 11 dias e um banco de fagócitos aos 28 dias, sendo ambos indicativos de reabsorção.

LEE GETTER (1972) relatou um estudo sobre a fixação de fracturas mandibulares em cães utilizando placas e parafusos de poli-L-lactido biodegradáveis. Os resultados mostraram que todas as fracturas cicatrizaram bem e que estes dispositivos tinham força suficiente para tratar fracturas mandibulares em cães.

Michelet et al. (1973) analisaram 300 casos de fratura de osso facial e mandíbula com o uso de placas e parafusos. Concluíram que as placas miniaturizadas garantiram uma perfeita adaptação dos fragmentos ósseos, restabelecimento da oclusão e redução do período de fixação intermaxilar.

Maxim Champy em (1978), após uma análise de 183 casos de osteossíntese mandibular com um acompanhamento de 5 anos, utilizando uma técnica modificada de Michelet, concluiu que a compressão dos fragmentos não é necessária para a consolidação da fratura. Ele relatou 408% de taxa de má oclusão no grupo tratado por osteossíntese com miniplaca.

A teoria da osteossíntese de pequenas placas no tratamento da fratura mandibular está bem documentada (Champy et al. 1976). Sob tensão fisiológica, existem forças de tensão ao longo do bordo superior e forças de compressão ao longo do bordo inferior. No corpo da mandíbula, estas forças produzem predominantemente momentos de flexão, que são mais fortes em direção ao ângulo e mais fracos na região pré-molar. Na sínfise mandibular, estas forças produzem predominantemente movimentos de torção que aumentam de força em direção à linha média. Champy estudou estes movimentos em relação a um modelo matemático de Aralditye da mandíbula e, como resultado, foi capaz de determinar a linha ideal de osteossíntese para superar as forças de deslocação. Ao efetuar uma análise fotoelástica, concluiu que, ao colocar a placa no local mais favorável do ponto de vista biomecânico, a espessura da placa pode ser reduzida ao mínimo, com a consequente vantagem de uma maior maleabilidade. Apesar da secção fina, não se verificou a complicação de fratura da placa. Uma outra vantagem decorre do tamanho reduzido da placa, na medida em que apenas foi necessário levantar um pequeno retalho mucoperiosteal na face vestibular ou labial. Assim, o principal fornecimento de sangue à mandíbula foi preservado, uma vez que a integridade da ligação periosteal ao longo do aspeto lingual e do bordo inferior da mandíbula não foi perturbada (Cohen, 1960; Bradley, 1973). Isto foi importante no tratamento de fracturas da mandíbula edêntula, particularmente quando estavam gravemente atróficas.

Em 1980 PLACAS BIODEGRADÁVEIS PARA FIXAÇÃO INTERNA DE FRATURAS DO ÂNGULO MANDIBULAR UM ESTUDO COMPUTADOR

J. Tams, J-P van Loon, E. Often, R.M.M. Bos, G. Boering.

Num modelo de computador tridimensional da mandíbula, a mobilidade da fratura e as deformações da placa foram calculadas para forças de mordida aplicadas em 13 pontos de mordida na arcada dentária. O material PLA tinha propriedades mecânicas comparáveis às das misturas de PLA endurecido com borracha amorfa. Uma fratura angular com contacto ósseo interfragmentário foi fixada com uma placa média dupla de PLA ou com uma placa mista dupla de PLA. A placa dupla

A fixação da placa mista de PLA com a segunda placa posicionada a meio caminho da direita da mandíbula, resultou numa mobilidade da fratura inferior ao limite definido para todos os pontos de mordida. Para as outras estratégias de fixação PLA, a mobilidade da fratura excedeu o limite estabelecido. De um ponto de vista biomecânico, a fixação de maxiplaca dupla de PLA é adequada para a fixação de fracturas do ângulo mandibular. Uma placa deve ser posicionada vestibularmente na linha oblíqua, a outra placa deve ser posicionada a meio da altura da mandíbula.

Pogrel M.A (1986) estudou os resultados de 26 casos de fratura mandibular tratados por osteossíntese de compressão dinâmica através de placas de compressão. Concluiu que as placas de compressão dinâmica ofereciam certas vantagens como a redução ou ausência de infeção pós-operatória e a cicatrização mais rápida sem formação de calo. Apesar destas vantagens, algumas desvantagens incluíam o facto de, geralmente, as placas só poderem ser inseridas através de uma incisão extra-oral bastante extensa e, devido à natureza volumosa das placas, necessitarem frequentemente de ser removidas através de uma operação separada.

Hans Luhr (1987) foi o primeiro a produzir um microssistema e apresentou os seus resultados iniciais em Atlanta, em novembro de 1987, numa reunião da Sociedade Americana de Cirurgiões Maxilofaciais. afirmou que os resultados mostraram uma boa estabilidade durante um período suficientemente longo para permitir uma consolidação da fratura sem perturbações. No entanto, foi observada uma reação tardia do corpo estranho 3 anos após a operação.

Brown J.S. et al. (1989) estudaram o destino de 279 miniplacas de Champy utilizadas por rotina como implantes permanentes durante um período de 5 anos no tratamento de traumatismos maxilofaciais. O estudo indicou que a morbilidade da retenção das miniplacas estava dentro de limites aceitáveis e que a remoção de rotina das placas após três meses poderia ser desnecessária.

BOS et al. (1989) enumeraram as desvantagens das placas metálicas, como o efeito de proteção contra o stress, a inflamação e a reação de corpos estranhos devido à corrosão, os artefactos na TAC e na RMN, o problema da irradiação e a necessidade de uma segunda cirurgia para remover a placa em caso de complicações. Para evitar estes problemas, recomendaram placas biodegradáveis.

O.M BOSTMAN et al. (1990) relataram uma ocorrência de 7,9% de reação do tipo corpo estranho no local de implantação de hastes de poliglicolida/lactato aplicadas numa variedade de aplicações ortopédicas, como fratura maleolar. Fratura do escafoide e osteotomias. As manifestações clínicas registadas foram um inchaço flutuante no local de implantação com exsudado estéril. No entanto, estas reacções não influenciaram os resultados clínicos ou radiográficos finais.

SEPPO SANTAVIRTA et al. (1990) relataram um estudo sobre a resposta imune a implantes de ácido poliglicólico em cirurgias ortopédicas. Realizaram uma análise citológica do material aspirado de reacções de efusão do tipo corpo estranho desenvolvidas no local de implantação. Concluíram que o PGA é um material de implante imunologicamente inerte, mas induz alguma ativação linfocitária não específica.

Couvereur (1990) avaliou o sistema de placas de titânio de Wurzburg, no que respeita à qualidade do titânio, vantagens e desvantagens, bem como as indicações para as miniplacas. Observaram que as miniplacas contribuíam para uma maior estabilidade da fixação esquelética na cirurgia maxilofacial.

Smith (1991) analisou retrospetivamente 40 pacientes com 51 fracturas mandibulares após osteossíntese com miniplacas, que tinha sido adiada para além do intervalo de tempo recomendado. A incidência de deiscência da ferida (2,5 %), infeção da ferida (2,5 %) e união retardada (2,5 %) foi comparável à osteossíntese efectuada no prazo de 25 horas. Verificou que o assentamento da linha de incisão era importante para evitar a deiscência e a infeção da ferida. Concluiu que as placas de aço inoxidável pareciam tão eficazes a curto prazo como as construídas com ligas mais caras. Como aquelas construídas, de liga mais cara.

Eppley e Barry L. (1991) descreveram várias aplicações clínicas do sistema de microfixação numa variedade de necessidades maxilofaciais, como fracturas do terço médio da face (região nasal e infra-orbital), fracturas mandibulares (mandíbula edêntula e atrofiada), fracturas subcondilares, estabilização de enxertos, tanto autógenos como aloplásticos (hidroxiapatite e Proplast).

O.M BOSTMAN (1991) relatou a osteossíntese bioabsorvível utilizando hastes de poliglicolida para fracturas deslocadas do maléolo do tornozelo em 67 doentes. Relatou uma complicação exclusiva destes dispositivos de fixação, uma reação inflamatória de descarga de corpo estranho com focos osteolíticos em 17 doentes.

RITTA SUURONEN (1991) relatou um estudo experimental sobre a comparação de parafusos absorvíveis de poli-lactídeo auto-reforçado (SR-PLL) e parafusos metálicos na fixação de osteotomias do côndilo mandibular em ovelhas. A consolidação das osteotomias fixas pareceu ser mais rápida no grupo do poli-lactídeo do que no grupo metálico. O estudo concluiu que as placas SR-PLL eram comparáveis aos parafusos metálicos na fixação de osteotomias do côndilo mandibular de ovinos.

T.LIZUKA et al. (1991) relataram um estudo para avaliar placas de poli dioxanona (PDS) para defeitos do pavimento orbital. Os resultados mostraram que a PDS é adequada para a reconstrução do pavimento orbitário em casos em que os defeitos não excedam 10-20 mm de diâmetro. O material foi bem tolerado e foi totalmente absorvido e substituído por osso em quase todos os casos.

RITTA SUURONEN et al. (1992) efectuaram um estudo comparativo em animais entre placas absorvíveis multi-camadas auto-reforçadas PL e placas metálicas de compressão dinâmica (DCP) para a fixação de osteotomias transveracais desfavoráveis do corpo mandibular em ovelhas. Ambas as placas foram fixadas com parafusos de titânio semelhantes. Os resultados mostraram que, com ambos os métodos, a união óssea com formação de calo foi conseguida em 6 semanas e não se registaram sinais de falha da placa.

RITTA SUURONEN et al. (1992) 45 relataram um estudo sobre osteotomia sagital dividida bilateral de mandíbulas de ovelhas fixadas com parafusos SR-PLL biodegradáveis, que eram suficientemente fortes para fixar rigidamente osteotomias sagitais divididas bilaterais, resultando numa consolidação óssea sem intercorrências.

Jensen e Pederson (1992) realizaram um estudo sobre a fixação rígida na reconstrução de fracturas craniofaciais e concluíram que a fixação interna rígida é recomendada para a reconstrução primária de pacientes com traumatismos craniofaciais, de modo a obter estabilidade tridimensional, resultados funcionais e cosméticos suficientes e, muitas vezes, evitar ou reduzir a necessidade de MMF.

NICHOLAS ZACHARIADES et al. (1993) relataram um estudo sobre as complicações associadas à fixação interna rígida de fracturas do osso facial em doentes tratados com placas de compressão dinâmica excêntrica (EDCP), placas de compressão dinâmica (DCP) e parafusos de retração. O autor referiu que algumas das complicações de infeção da ferida, má oclusão, deiscência da ferida e exposição das placas eram mais elevadas com a fixação interna rígida do que com a fixação intra-óssea ou trans-óssea.

RITTA SUURONEN (1993) relatou uma revisão de vários dispositivos biodegradáveis de fixação de fracturas, a sua evolução, estudos experimentais e clínicos e a reação dos tecidos a estes dispositivos.

ELLIS E, Walker L.R., em 1994, avaliaram o tratamento com duas miniplacas não compressivas de 2,0 mm em pacientes com fracturas do ângulo. Sessenta e sete pacientes construtivos com 69 fracturas do ângulo mandibular foram tratados por redução aberta e fixação interna utilizando duas miniplacas não compressivas e parafusos auto-roscantes de 2,0 mm colocados através de uma incisão transoral com instrumentação transbucal. No total, 19 fracturas (28%) sofreram complicações que exigiram intervenção cirúrgica secundária. A maioria das complicações foram infecções pós-operatórias que exigiram drenagem cirúrgica (n=17) e subsequente remoção do hardware (n=16). Das 17 fracturas infectadas. 11 estavam curadas aquando da remoção do hardware e não necessitaram de tratamento adicional. Cinco ainda estavam móveis e necessitaram de um período de fixação maxilomandibular para cicatrização. Uma das fracturas não cicatrizou e necessitou de enxerto ósseo.

Concluiu-se que a utilização de duas miniplacas não compressivas era relativamente fácil, mas resultava numa taxa inaceitável de infeção nesta população de doentes quando utilizada para o tratamento de fracturas do ângulo mandibular.

Em 1994 Osteossíntese com Poly-P-dioxanon biodegradável (PDS II) em osteotomia Le fortI sem fixação intermaxilar pós-operatória.

Joachim A. Obwegeser

O objetivo do estudo foi avaliar a estabilidade do avanço Le Fort I utilizando fio biodegradável de Poli-P-dioxanon (PDS II) na fixação da osteotomia e comparar os resultados com os de dispositivos metálicos. As alterações posicionais foram registadas através de exame cefalométrico com padronização radiográfica. Foram escolhidos 30 pacientes adultos classe III, cujo tratamento por movimentação cirúrgica do segmento Le Fort I foi semelhante em dimensão e direção. Foram submetidos a uma análise clínica, cefalométrica ou de estabilidade pós-operatória. 4 radiografias cefalométricas laterais foram avaliadas para cada paciente e comparadas nos seus dois níveis de desvio. Para avaliar o comportamento vertical e sagital dos segmentos osteotomizados, independente das estruturas alteradas intraoperatoriamente, foi elaborado um sistema de coordenadas. A análise estatística dos dados existentes foi efectuada por computador. Para o cálculo da significância foram utilizados o teste de Wilcoxon, o teste T e o teste de Kruskal-Wallis.

Foi possível demonstrar que tanto o fio PDS como as miniplacas de titânio apresentaram uma boa estabilidade no plano anterior posterior, mas uma tendência para a recidiva vertical em ambos os grupos.

Em 1994, Suuronen R e colegas relataram a utilização de materiais bioreabsorvíveis na cirurgia ortognática. Dois parafusos posicionais auto-reforçados de poli-L-lactídeo foram utilizados em 9 pacientes, que foram submetidos a osteotomias bilaterais sgittal spilt. Não foi utilizado MMF no pós-operatório. Os resultados preliminares com um seguimento mais curto de 15 meses mostraram que a cicatrização primária foi normal e não foram encontradas complicações a longo prazo até aos 23 meses de seguimento.

Em 1994 H. Wolfgang Losken, FRCS(ED)* Alexander Tschakaloff, MD, DMS Randolf von Oepen, Dipl-lng Mark P. mooney, PhD Oliver Moritz Walter Michaell, Prof Dr-lng Janice Lalikos, MD Albert Losken, BS*

As placas e parafusos biodegradáveis têm muitas vantagens em relação às placas e parafusos metálicos. As placas foram moldadas por injeção e feitas de ácido DL-poliláctico. As placas com quatro orifícios foram dobradas com a utilização de uma ponta aquecida em ângulos de 30, 45 e 60 graus. Foram inseridas no espaço subcutâneo do dorso dos coelhos. Após 2 semanas, as placas endireitaram-se, sugerindo que as placas tinham memória. Os resultados foram confirmados por investigações in vitro semelhantes. A experiência in vitro foi repetida com a têmpera das placas. As placas foram aquecidas a uma temperatura de 2000° C durante 45 segundos, arrefecidas e novamente aquecidas a 2000° C durante 40 segundos. Este processo resultou na perda de memória das placas. Após 4 semanas, registou-se uma alteração do ângulo de flexão inferior a 2,5 graus.

A.TSCHAKALOFF et al. (1994) efectuaram um estudo em animais sobre a cinética de degradação de implantes biodegradáveis de DL-PLLA, dependendo do local de implantação. As placas foram utilizadas para a fixação rígida de fracturas do osso nasal num grupo e foram simplesmente colocadas por via subcutânea sobre o dorso noutro grupo de ratos brancos. Os resultados mostraram que as placas subcutâneas apresentaram uma taxa de degradação mais rápida do que o grupo sub periosteal.

Em 1994 Um estudo comparativo in vitro sobre a fixação de osteotomias sagitais com parafusos de Wurzburg, miniplacas de Champy e hastes biofix (biodegradáveis).

Joppe P. B. Bouwman, Dirk B. Tuinzing, Pieter J. Kostense.

Foi efectuada uma osteotomia sagital bilateral em sete mandíbulas de cadáveres frescos. Três sistemas diferentes de fixação foram testados mecanicamente em 14 sítios. Foram obtidos diagramas de tração nos quais foi medido o ponto de cedência (offset -). Isto resultou em tensões de cedência médias de 199 N para parafusos auto-roscantes bicorticais (n=6) 49, N para miniplacas com parafusos monocorticais (n=5) e 113 N para hastes biodegradáveis bicorticais (n=3).

Veikko Tuovinen et al. (1994) avaliaram a estabilidade da fixação semi-rígida para o tratamento de fracturas mandibulares. 279 pacientes com 447 fracturas isoiadas da mandíbula foram tratados com fixação de miniplacas de titânio utilizando o princípio da banda de tensão de Champy et al. A infeção pós-operatória ocorreu em 10 pacientes (3,6%). Foram registados distúrbios oclusais no pós-operatório em 13 (4,6%). Quarenta e sete placas (6,1 % em 32 pacientes, 11,5 %) foram removidas por uma variedade de razões. Não se registaram casos de não união.

I. Mc. VICAR et al. (1995) relataram um estudo sobre a malha SR-PLLA para reparação do assoalho orbital em 12 pacientes, variando de 5-26 mm de diâmetro. Todos os doentes tiveram uma reconstrução bem sucedida do pavimento orbital, sem casos de infeção superficial ou profunda em todos os doentes. Não foram registados quaisquer distúrbios visuais ou do movimento ocular.

DIETMAR HUTMACHER et al. (1996) apresentaram uma panorâmica das propriedades dos materiais e da biocompatibilidade de colagénios, poliésteres alifáticos como o PLLA e o PGA para a regeneração guiada de tecidos e de ossos.

Kuriakose et al. (1996) afirmaram que tanto os sistemas de placas bicorticais como monocorticais foram bem sucedidos no restabelecimento da oclusão funcional. O sistema bicortical geralmente exigia uma abordagem extra-oral com o risco de lesão do nervo facial. A incidência de infeção e remoção da placa foi maior no grupo das miniplacas. Foi observado um melhor resultado no tratamento de fracturas angulares e cominutivas com a placa bicortical; os pacientes com miniplaca necessitaram de fixação intermaxilar durante 10 dias para otimizar a oclusão.

FABIAN. W. CORDEWENER et al. (1996) apresentaram um estudo para avaliar os resultados a longo prazo dos implantes de PLLA para reparação de defeitos do pavimento orbital em 6 doentes com um seguimento de 6 ^ anos. Os resultados mostraram uma função ocular normal, sem diplopia ou restrição da mobilidade ocular, e foi registada uma excelente cicatrização óssea.

J.TAMS et al. (1996) relataram um estudo para avaliar a cicatrização óssea após osteotomias em balanço da mandíbula fixadas com placas de PLLA em 4 pacientes para remoção cirúrgica de tumores do assoalho bucal posterior e cro faringe. A cicatrização óssea ocorreu sem intercorrências em todos os pacientes. O estudo concluiu que as placas ósseas de PLLA forneceram resistência suficiente para permitir uma cicatrização óssea sem perturbações.

P.ROKKANEN et al. (1996) apresentaram um estudo exaustivo sobre dispositivos internos absorvíveis para fracturas de membros superiores e inferiores em 500 doentes durante um período de 10 anos. Os dispositivos incluíam hastes cilíndricas, pinos, parafusos, tachas e fios. A evolução pós-operatória decorreu sem intercorrências em 90 % dos doentes. As complicações incluíram infeção bacteriana da ferida - 3,6 % falha de fixação - 3,7 %. Uma observação importante foi o facto de se ter registado uma reação não inflamatória de corpo estranho em 2,3 % dos doentes tratados com implantes PGA e em nenhum dos doentes com implantes PLL.

BARRY L. EPPELY (1997) relatou um estudo clínico em larga escala de fixação de placas reabsorvíveis em cirurgia craniofacial pediátrica em 100 pacientes entre 4 e 15 meses de idade. Utilizou co-polímeros de PLLA e PGA com micro-parafusos metálicos, uma vez que as limitações da tecnologia de polímeros na altura do estudo não permitiam o fabrico de micro-parafusos reabsorvíveis. Os resultados do estudo foram muito bons em termos de estabilidade da fixação e não se observou qualquer ocorrência de complicações relacionadas com a placa, como infecções, reabsorção óssea, com a vantagem de um crescimento sem restrições da cavidade craniana pediátrica.

Em 1997 KAZUHISA BESSHO, DDS, TADAHIKO IIZUKA, DDS, DMSc, E KEN-ICHIRO

MURAKAMI, DDS, DMSc.

O objetivo deste estudo foi avaliar a utilidade de um sistema de miniplacas bioabsorvíveis de poli-L-lactide (PLLA) para osteossíntese.

Conclusão :- As miniplacas de PLLA proporcionaram uma osteossíntese eficaz do esqueleto maxilofacial.

KQAZUHISA BESSHO et al. (1997) relataram um estudo para avaliar a utilidade do sistema de miniplacas bioabsorvíveis (PLLA) para osteossíntese maxilofacial em 50 pacientes. A cicatrização óssea foi uma infeção em 2 pacientes, que responderam bem aos antibióticos orais. Os autores também afirmaram que o pré-rosqueamento dos orifícios dos parafusos é um passo importante para o sucesso do revestimento.

Em 1997, osteotomia mandibular fixada com placas e parafusos biodegradáveis; um estudo em animais

R. Suuronen , M.J. Manninen, T. Pihionen, O. Laitinen C. Lindqvist.

O objetivo do estudo foi avaliar a utilização de um dispositivo de fixação totalmente biodegradável na fixação de osteotomias mandibulares em ovinos. Em nove ovelhas, osteotomias do corpo anilateral da mandíbula foram fixadas com placas multicamadas biodegradáveis de poli-L-lactídeo auto-reforçado (SR-PLLA)b e parafuso. Os lados não operados serviram de controlo. Os períodos de seguimento foram de 6, 12 e 24 semanas, após os quais foram efectuados estudos radiológicos, mecânicos e histológicos. Foi também efectuada uma análise do material implantado. Os resultados mostraram que as placas e os parafusos de SR-PLLA eram suficientemente fortes para fixar a osteotomia e que as osteotomias cicatrizavam principalmente com a formação de calo. Assim, concluímos que as placas e parafusos multicamadas de SR-PLLA podem ser utilizados em conjunto com sucesso na fixação de osteotomias mandibulares sem fixação maxilomandibular. No entanto, antes de poderem ser utilizadas em humanos, o tamanho da placa e dos parafusos deve ser diminuído.

KIYOSHI HARADA & SHOJI ENOMOTO (1997) relataram um estudo para avaliar a estabilidade esquelética após osteotomia sagital bilateral do ramo e fixação com parafusos de titânio e PLLA. Foram obtidos cefalogramas pós-operatórios regulares aos 2, 3 dias e 3, 6 e 12 meses após a cirurgia: Os resultados mostraram que as alterações nas posições dos pontos foram maiores no grupo do PLLA. Mas estas foram estatisticamente insignificantes. O estudo concluiu que os parafusos de PLLA podem ser usados eficientemente para osteotomias de divisão sagital mandibular.

YASUHIKO KINOSHITA (1997) relatou um estudo sobre a reconstrução de defeitos mandibulares em cães usando malha PLL e osso esponjoso particulado autógeno e medula óssea. Estes têm sido utilizados para reconstruir o bordo inferior da mandíbula ou para aumentar o processo alveolar.

Em 1997, Bessho et al. apresentaram um sistema de parafuso de miniplaca feito de PLLA, e relataram a utilização deste sistema em 50 pacientes para reparar várias fracturas faciais, incluindo 34 fracturas mandibulares. Em alguns pacientes, a fixação maxilomandibular foi utilizada durante a primeira semana pós-operatória. A cicatrização óssea foi avaliada como satisfatória em todos os casos. Registaram-se duas infecções pós-cirúrgicas, tendo sido necessária a remoção da placa num caso. Não se registaram reacções adversas ao PLLA ----durante o período máximo de acompanhamento de 6 anos
e 9 meses. Concluíram que as placas de PLLA são satisfatórias para utilização na osteossíntese do esqueleto maxilofacial.

HENNING SHLIEPHAKE et al (1998) relataram um estudo sobre a reconstrução experimental da mandíbula com tubos de PLLA e fator de crescimento de fibroblastos em estruturas aloplásticas em mini porcos. O estudo concluiu que a reparação de defeitos segmentares utilizando membranas bio-reabsorvíveis parece ser possível. No entanto, a aplicação de uma dose única de fator de crescimento de fibroblastos ósseos é aparentemente ineficaz.

Sclumidt et al. (1998) concluíram um estudo retrospetivo para avaliar a incidência e as razões para a remoção de placas e parafusos após a osteotomia de Lefort 1. A percentagem de placas de titânio removidas foi maior do que a percentagem de placas de vitálio. As razões para a remoção incluíram dor, palpação pelo paciente, sinusite, infeção por sensibilidade à temperatura e pedido do paciente.

Em 1998, Gosain AK, song L, Corrao MA, Pintar FA avaliaram as propriedades biomecânicas do titânio, placas bioreabsorvíveis e fixação com cola de cianoacrilato em cirurgia craniofacial. Segmentos de osso parietal de cadáveres de ovelhas foram osteotomizados e fixados com diferentes métodos de fixação. O teste de compressão foi realizado em segmentos ósseos avançados e fixados através de um espaço central, e o teste de distração foi realizado em segmentos ósseos fixados em contacto direto. A força até à falha, tanto na distração como na compressão, foi significativamente maior nos segmentos ósseos com miniplacas de titânio do que com qualquer outro método de fixação.

Os correlatos clínicos obtidos foram :

1. Quando as forças de recidiva são primárias e abrangentes e o fragmento ósseo robusto pode ser fixado em contacto direto (ou seja, sem um espaço central), qualquer um dos sistemas não reabsorvíveis ou reabsorvíveis proporcionará uma fixação adequada, porque as forças de recidiva serão absorvidas pelos fragmentos ósseos e não pelo sistema de fixação.

2. As placas reabsorvíveis e a fixação com parafusos podem ser utilizadas quando se considera que o sistema padrão de titânio da face média e de microplacas é adequado e são preferíveis se as forças de reinserção forem primariamente compressivas e existir um espaço central.

No entanto, se as forças forem superiores às da microplaca ou do sistema de fixação do terço médio da face, deve ser utilizada uma miniplaca de titânio em vez de uma fixação reabsorvível.

I.KALLELA et al. (1998) relataram um estudo sobre a estabilidade esquelética após avanço mandibular e fixação rígida com parafuso biodegradável de PLLA em 25 pacientes através de medidas cefalométricas. Não foi utilizada fxação intermaxilar pós-operatória. Os resultados mostraram que foi alcançada uma estabilidade funcional adequada.

Em 1998, Ritta Suuronen, MD, DDS, PbD, Timo Pobjonen,

Jarkko Hietanen, MD, DDS, PbD, MSC, e Christion Lindquist , MD, DDS, PbD.

O objetivo deste estudo foi investigar a resposta dos tecidos a longo prazo e a duração da degradação de placas multicamadas de poli-L-lactida auto-reforçada (SR-PLLA) in vivo.

Conclusões :- Embora o longo período de degradação possa parecer uma pequena desvantagem da utilização destas placas, não parece afetar o processo de cicatrização.

RITTA SUURONEN et al. (1998) apresentaram um estudo in vitro e invivo de 5 anos sobre a biodegradação de placas de SR-PLLA em osteotomias mandibulares de ovinos e as placas de SR-PLLA foram também incubadas durante 5 anos. O material degradou-se consideravelmente mais depressa in vivo do que in vitro. Concluíram que, embora o longo período de degradação possa parecer uma pequena desvantagem destas placas, não parece afetar o processo de cicatrização.

Em 1999, Barry L,Eppley, MD,DMD, *Dave Sarver, BS, e Bill Pietrzak, PBD.
O objetivo do estudo foi determinar a adequação de um parafuso reabsorvível específico para a fixação de osteomias sagitais mandibulares através de testes de resistência biomecânica in vitro.

Conclusões :- Estes resultados laboratoriais indicam uma resistência relativamente elevada a cargas bioquímicas representativas da mastigação e sugerem que os parafusos reabsorvíveis de 2,5 mm deste copolímero específico de ácido poliláctico e ácido poliglicólico podem ser eficazes na fixação da osteotomia mandibular sagital spilt pós-operatória com pouca tensão.

BARRY. L. EPPLEY et al (1999) relataram um teste biomecânico in vitro de parafusos de co-polímero PLLA /PGA utilizados para osteotomias sagitais da mandíbula. Os resultados mostraram que estes parafusos têm uma resistência relativamente elevada a cargas biomecânicas representativas da mastigação e sugeriram que os parafusos de 2,5 mm de diâmetro são eficazes na fixação das osteotomias mandibulares sagitais inclinadas pós-operatórias sem restrições.

Em 1999 ATUALIZAÇÃO DAS PLACAS BIORESORBÁVEIS EM CIRURGIA MAXILLOFACIAL;

R. Suuronen, M. D, D. S. Ph. D . P.E. Farers, M.D. D.D.S, C. Lindqust, M.D. D.D.S, Prof, . Ph.D. e H.F. Sailer, M.D. D.D.S, Prof, . Doutoramento

Os materiais biodegradáveis, principalmente polímeros e copolímeros de polilactida e poliglicolida, são atualmente utilizados por rotina como materiais de fixação em cirurgia craniomaxilofacial. Vários grupos de investigação têm demonstrado que estes materiais podem fixar adequadamente osteotomias e fracturas do esqueleto craniofacial. Embora existam algumas diferenças entre os polímeros, em geral a sua biocompatibilidade é boa. Perdem gradualmente a sua resistência, permitindo que o tecido subjacente absorva o stress. Não são necessários procedimentos secundários para a remoção do material, que causam desconforto e dor. É apresentada uma visão geral do desenvolvimento de materiais biodegradáveis, as suas características e ilustrações de diferentes aplicações na cirurgia craniomaxilofacial. Até à data, mais de 200 pacientes foram tratados com sucesso nas nossas unidades, sendo o tempo de seguimento mais longo atualmente superior a 7 anos. Os bons resultados indicam que a utilização de fixação bioabsorvível pode ser considerada rotina e será definitivamente o estado da arte no início do milénio.

Em 1999, Kallela e Lizuka estudaram o tratamento de fracturas mandibulares anteriores com parafusos de polilactida: O objetivo deste estudo foi avaliar a utilidade de parafusos biodegradáveis e auto-reforçados de poli-L-lactido (SR-PLLA) para a fixação de fracturas mandibulares anteriores com parafusos de fixação SR-PLLA foram utilizados para estabilizar fracturas mandibulares anteriores em 11 pacientes. O resultado do estudo mostrou que a consolidação de todas as fracturas anteriores decorreu sem problemas, sem deslocamento ou atraso na união óssea. Não foram observadas reacções adversas aos parafusos biodegradáveis durante o acompanhamento.

Concluíram que a fixação biodegradável com parafusos SR-PLLA pode ser uma forma promissora de tratar fracturas mandibulares anteriores.

Em 1999, IIKKA KALLELA, MD, DDS, Tateyuki lizuka, MD, DDS, PbD, Antero Salo, MD, DDS, PbD, e Cbristan Lindquist, MD, DDS, PbD,

O objetivo deste estudo foi avaliar a utilidade de parafusos biodegradáveis auto-reforçados de poli-L-lactídeo (SR-PLLA) para a fixação de fracturas mandibulares anteriores.

Conclusão :- A fixação com parafusos biodegradáveis SR-PLLA parece ser uma forma nova e promissora de tratar fracturas mandibulares anteriores.

IKKA. KALLELA et al. (1999) relataram um estudo sobre a cicatrização do local da osteotomia após uma osteotomia sagital mandibular fixada com parafusos SR-PLLA em 47 pacientes com um acompanhamento de 1-2 anos. A recuperação clínica e a cicatrização radiográfica da osteotomia decorreram sem problemas, exceto no que diz respeito às alterações osteolíticas observadas à volta dos parafusos SR-PLLA em 27%

dos casos e os canais dos parafusos permaneceram como sombras radioluscentes sem preenchimento ósseo.

IKKA KALLELA et al. (1999) relataram um estudo para avaliar a utilidade dos parafusos SR-PLLA para a fixação com parafuso de lag de fracturas mandibulares anteriores. A cicatrização de todas as fracturas decorreu sem problemas, sem deslocamento ou atraso na união óssea e sem complicações relacionadas com o material.

Em 1999, Jurgen, Scbortingbuis, MD, Rudolf R.M. Bos, DDS, PhD, e Arjan Vissink, DDS, PhD.

O objetivo deste estudo retrospetivo foi avaliar as complicações da redução aberta e fixação interna de fracturas maxilofaciais com microplacas.

A taxa global de complicações dos Microsystems foi de 2,0%. Ambos os Microsystems demonstraram ser uma modalidade fiável para a fixação de fracturas do esqueleto maxilofacial. As complicações podem ser consideradas incidentais e de significado clínico negligenciável.

Jurgen et al. (1999) realizaram um estudo retrospetivo para analisar as complicações da redução aberta e fixação interna de fracturas maxilofaciais com miniplacas e concluíram que a taxa global de complicações era de 2% e que estas eram incidentais e de significado clínico negligenciável.

Em 2000 Horst E. Umestadt, Martin Ellers, Hans-Helge Muller, Kari H. Austermann.

Num estudo clínico e axiográfico, foi avaliado o resultado de pacientes com fracturas seriamente deslocadas e luxações de fracturas do côndilo mandibular. Foram comparados dois métodos cirúrgicos, um através de uma abordagem intra-oral sem revisão da articulação e outro através de uma abordagem pré-auricular com redução aberta da articulação. No grupo com revisão da articulação, foi utilizado material reabsorvível para a osteossíntese. Foram avaliados 28 pacientes (32 articulações) tratados sem revisão da articulação e 26 pacientes (29 articulações) com redução aberta da articulação. O tempo médio de observação após a cirurgia foi de 3 anos e 10 meses (variação de 1-7-.5 anos). O exame clínico utilizou o índice de Helkimo, enquanto os resultados axiográficos electrónicos foram avaliados através de um esquema de cinco pontos de mobilidade articular.

Relativamente à avaliação clínica, 20 dos 28 pacientes (71%) sem revisão articular e 23 dos 26 (89%) pacientes com revisão articular não apresentavam nenhuma ou apenas uma ligeira disfunção do sistema estomatognático. Quando nos concentramos na artrorragia e na dor em movimento (partes D e E do índice de Helkimo), foram obtidos resultados significativamente melhores com a revisão da articulação aberta (Helkimo D: P< 0,007; Helkimo E: p=0,0029). Nenhum doente apresentou disfunção grave (grupo D3).

Na avaliação axiográfica, foram alcançados resultados óptimos (grupo A1) em sete articulações (24%) com revisão e quatro articulações (12%) sem revisão. Doze de 29 articulações com revisão (41%) e seis de 32 articulações sem revisão (19%) foram classificadas como grupo A2 com uma excursão condilar ligeiramente encurtada.

A revisão das articulações com redução do disco e reconstrução dos ligamentos em casos de fracturas gravemente deslocadas ou deslocadas resultou numa melhor mobilidade e menos dor. Este facto foi observado clinicamente e nos resultados axiográficos. Olhando para o resultado a longo prazo dos doentes, a melhor mobilidade da articulação sem desarranjo interno devido à reparação cirúrgica também protege a articulação contralateral (não operada).

No tratamento de traumatismos graves da ATM, sugerimos que as estruturas ósseas e de tecidos moles sejam reconstruídas se houver sinais de desarranjo interno. No entanto, os limites entre a reconstrução óssea com ou sem revisão articular ainda não estão definidos. Os nossos resultados parecem ser promissores no que respeita à mobilidade e ausência de dor nas articulações após a redução aberta. Será necessária mais investigação comparando os dois regimes de tratamento operatório num ensaio clínico controlado e aleatório. © 2000 European Association for Cranio-maxillofacial Surgery.

RICHARD. C. EDWARDS et al. (2000) relataram um estudo para avaliar a eficácia dos dispositivos de fixação óssea reabsorvíveis na genioplastia. A estabilidade pós-operatória foi satisfatória em todos os pacientes. Não foram encontrados casos de infeção ou instabilidade segmentar.

A eficácia da fixação bioreabsorvível na reparação de fraturas mandibulares: um estudo em animais

Faisal A Querwsby, DDS, MD, Jeffrey A. Goldstein, MD, Jerold S. Goldberg DDS, e Zia Beg, DDS.

A eficácia da fixação bioreabsorvível foi recentemente descrita no tratamento de deformidades da abóbada craniana e em traumas do terço médio da face. No entanto, existem poucos ou nenhuns dados sobre a sua utilização em áreas de suporte de carga. O objetivo deste estudo é analisar e comparar o tratamento de fracturas mandibulares utilizando um sistema de fixação bioreabsorvível com um sistema convencional de titânio num modelo canino.

Este sistema de fixação bioreabsorvível é eficaz no tratamento de fracturas do ângulo mandibular num modelo de cão, apesar de ser colocado numa região de suporte de carga.

ANDRES DIETZ et al (2000) relataram um ensaio clínico para avaliar a eficácia de uma nova folha perfurada de 0,15 mm de poli dioxanona (PDS) em comparação com a malha dinâmica de titânio (0,3 mm) na reconstrução de defeitos orbitais. Os resultados mostraram que o PDS era comparável à malha de titânio de 0,3 mm no que respeita aos resultados funcionais e estéticos.

Em 2oo1 A eficácia das placas reabsorvíveis na reconstrução da cabeça e do pescoço

Bhanot, Sumeet MD; Alex, James C, MD; Lowficht, Roger A. MS, DDS, Ross, Douglas A. MD; Sasaki Clarence T. MD.

Sistema de placas reabsorvíveis. O sistema reabsorvível foi testado numa variedade de situações clínicas, incluindo fracturas do seio frontal (três pacientes), fracturas do terço médio da face (dois pacientes), defeitos mandibulares (dois pacientes) e fracturas da laringe (dois pacientes).

Cada caso foi avaliado quanto à rigidez da fixação e à facilidade de contorno e aplicação da placa. Para além disso, os resultados funcionais e cosméticos pós-operatórios e as complicações foram comparados entre os sistemas de placas reabsorvíveis e a vasta experiência de cada cirurgião com sistemas de placas tradicionais.

O sistema de placas reabsorvíveis revelou-se tão eficaz como o sistema de placas tradicional no que respeita à rigidez da fixação, aos resultados funcionais e às complicações. Além disso, o sistema reabsorvível era muito mais fácil de contornar e, consequentemente, de aplicar, produzindo uma maior satisfação cosmética após a reabsorção da placa do que a placa tradicional.

Com base na nossa experiência, as placas reabsorvíveis parecem ser seguras, fáceis de contornar e aplicar, bem como eficazes para uma vasta gama de doenças.

Meningaud et al .(2001) efectuaram um estudo sobre a libertação de metal das miniplacas de titânio em cirurgia maxilofacial e observaram que quase 100% das placas libertavam titânio durante a osteossíntese.

Young-Kyun-Kim (2001) avaliou os resultados de pacientes tratados com microplacas de titânio para fracturas da mandíbula. Foram tratadas 31 fracturas mandibulares simples na sínfise, corpo e ângulo. Foram excluídos os pacientes com fracturas mandibulares com cominuição, infeção e deslocamento grave. O tempo entre a lesão e a cirurgia variou de 0,31 dias (média de 8,2 dias). A duração do FMI variou de 0,25 dias. No estudo, sete pacientes tiveram complicações, que incluíram infeção (n=1), contacto oclusal prematuro (n=10), parestesia (n=3), deiscência da ferida (n=1) e distúrbio da ATM (n=1). Todas as complicações foram ligeiras e foram tratadas adequadamente sem necessidade de guinchar.

MARCELLO. M. ARAUJO et al. (2001) relataram um estudo para avaliar a resistência da fixação da osteotomia Lefort - 1 com placas de titânio versus placas reabsorvíveis. Os autores testaram estas placas em modelos de crânio tridimensionais reconstruídos em poli uretano. Os resultados mostraram uma menor rigidez elástica em comparação com o sistema de titânio, mas são adequadas para a fixação e para suportar as forças de mastigação.

CARLO FERRETI et al. (2002) efectuaram um estudo comparativo de parafusos biodegradáveis vs. parafusos de titânio utilizados para osteotomia sagital bilateral da mandíbula. Os resultados mostraram que não houve diferenças estatisticamente significativas na estabilidade a longo prazo entre os dois grupos e não foram observadas evidências clínicas ou radiográficas de problemas de cicatrização de feridas. Os autores concluíram que o co-polímero PLLA /PGA é uma alternativa viável aos parafusos de titânio para a fixação da osteotomia sagital bilateral da mandíbula.

HILKA PELTONIEMI et al. (2002) efectuaram uma revisão sobre a utilização de dispositivos de polímero SR-co (PLLA / PGA) em cirurgia cranio maxilofacial. Propuseram as indicações para a utilização destes dispositivos de osteofixação em cirurgia maxilofacial e explicaram esquematicamente a via de degradação destes dispositivos.

KAAN. C. YERIT et al. (2002) relataram um estudo sobre placas de PLLA biodegradáveis para fracturas mandibulares. Os resultados mostraram que foi alcançada uma boa estabilidade funcional em todos os pacientes e 2 de 14 pacientes tiveram exposição da placa, que foi resolvida com cuidados locais e ressutura. Concluíram que as placas de SR-PLLA constituem uma alternativa fiável aos sistemas de placas de titânio convencionais.

MARO J. IMOLA e VICTOR L. SCHRAMM (2002) relataram o uso de fixação interna reabsorvível em cirurgia pediátrica da base do crânio. Eles aplicaram o sistema de placas reabsorvíveis para osteotomias de acesso na ressecção de um neuroblastoma da base anterior e média do crânio numa criança de 3 anos de idade.

R.J. LANGFORD e J.W.FRAME (2002) relataram a sua análise da superfície de placas e parafusos maxilofaciais de titânio, retirados de pacientes, utilizando microscopia eletrónica de varrimento e estéreo. Os resultados mostraram que não havia sinais de corrosão ou deterioração da superfície destas placas que tinham estado nos tecidos entre 1 mês e 13 anos. Este estudo não forneceu provas para apoiar a remoção de rotina de miniplacas de titânio devido a corrosão até 13 anos.

SUMEET BHANOT et al. (2002) relataram a utilização de placas reabsorvíveis numa variedade de situações clínicas na reconstrução da cabeça e do pescoço, incluindo fracturas do seio frontal e da laringe, fracturas do meio da face e da mandíbula. Ele relatou o uso de uma malha reabsorvível como berço mandibular para segurar o enxerto ósseo no reparo da descontinuidade mandibular, juntamente com uma placa de reconstrução metálica.

TIMOTHY TURVEY et al. (2002) relataram a sua experiência com placas PLL auto-reforçadas em cirurgia ortognática maxilar e mandibular. O estudo envolveu 70 pacientes, que foram submetidos a 194 osteotomias da maxila e da mandíbula. Todas as osteotomias acabaram por cicatrizar, mas 3 pacientes tiveram problemas imediatos que resultaram no afrouxamento dos dispositivos de estabilização, como laringoespasmo, tiques faciais graves, que necessitaram de uma nova operação.

Em 2002, W Heidemann e KL Gerlach

Os materiais de osteossíntese biodegradáveis não são radiopacos e, por isso, não são visíveis na radiografia convencional. O objetivo deste estudo é investigar a utilização de ultra-sons na imagiologia de materiais biodegradáveis para detetar e monitorizar o processo de degradação.

Conclusão :- Os exames de ultra-sons são adequados para detetar e monitorizar o processo de degradação das placas de osteossíntese biodegradáveis na região peri-orbitária.

W. HEIDEMAN e K.L. GERLACH (2002) para a imagiologia de placas biodegradáveis implantadas nas regiões infra-orbitária e lateral da órbita em 49 pacientes. O objetivo era detetar e monitorizar o processo de degradação de 50;50 poli (D.L.)lactido e 85;15 poli (D.L.) lactido, utilizando um transdutor de ultra-sons de 7,5 MHz. Os resultados mostraram que o 50;50 PLDL foi completamente reabsorvido em 30 semanas, enquanto o 85;15 PLDL ainda estava a reabsorver em 36 semanas. O estudo provou que os ultra-sons são um meio de diagnóstico fiável na monitorização do processo de degradação destas placas na região peri orbital

Tratamento de fracturas da mandíbula com placas bioabsorvíveis.

Em 2002 Kin, young-kyun D.D.S. M.S.D. PhD. Kim, su- Gwan, D.D.S. M.S.D. PhD.

Este estudo avaliou o resultado a curto prazo do tratamento de fracturas da mandíbula com placas bioabsorvíveis. Sessenta e nove fracturas da mandíbula em 49 pacientes foram tratadas através de redução aberta e fixação interna utilizando placas bioabsorvíveis e parafusos pré-fabricados de 24mm, 2.omm e 1.5mm. A duração da fixação intermaxilar variou de 0 a 23 dias, com média de 4,6 dias. Os pacientes foram avaliados quanto a complicações durante o período de acompanhamento, que variou de 1 a 18 meses. Seis pacientes (12,2%) apresentaram complicações. Estas incluíram infeção (quatro pacientes), contacto oclusal prematuro (um paciente) e desordem temporomandibular (um paciente). Com exceção de um caso, todas as complicações foram menores e tratadas adequadamente com incisão e drenagem, tração elástica, fisioterapia e medicação. Numa fratura da sínfise, desenvolveu-se uma infeção tardia (osteomielite) que foi tratada com saucerização e antibióticos. A linha de fratura apresentou posteriormente uma consolidação completa. As placas bioabsorvíveis podem ser utilizadas seletivamente para fixação interna em fracturas mandibulares, com a vantagem de não necessitarem de ser removidas.

YOUNG KYUN KIM e SU-GWAN KIM (2002) relataram um estudo para avaliar o resultado a curto prazo do tratamento de fracturas mandibulares com placas SR-PLLA em 49 pacientes com um seguimento que variou de 2-17 meses. Todos os pacientes tiveram fixação inter maxilar pós-operatória variando de 0-23 dias. Os resultados mostraram uma boa consolidação de todas as fracturas, à exceção de complicações menores (4 pacientes) como contactos oclusais prematuros, infeção tardia, que foram passíveis de antibióticos e medidas locais.

Feller et al. (2002) aplicaram a combinação de microplaca e miniplaca em 60 pacientes com fratura mandibular na região interforaminal. Em apenas um paciente a microplaca quebrou e não foi observada má oclusão em nenhum dos pacientes.

Fixação de fracturas mandibulares com placas e parafusos biodegradáveis

Em 2002, Yerit, kann C. MD, Enistidis, Georg, MD, DMD, Schopper, Christian MD, Turhani, Dritan MD, Wanschitz, Fellx MD; Wagner, Arme MD, DMD, Watzinger, Franz MD, DMS, PbD; Ewers, Rolf MD, DMS, PbD.

Existem poucos dados sobre a utilização de placas e parafusos biodegradáveis para a fixação interna de fracturas mandibulares humanas. O objetivo deste estudo foi avaliar a estabilidade de placas e parafusos biodegradáveis e auto-reforçados de poli-L-lactídeo para a fixação interna de fracturas da mandíbula humana.

Vinte e dois indivíduos (14 homens, 8 mulheres; idade média, 26,3 anos) com uma variedade de padrões de fratura da mandíbula foram submetidos a tratamento com um sistema de fixação biodegradável. Após a cirurgia, a fixação maxilomandibular foi aplicada em 3 casos. Foram efectuadas imagens (radiografia panorâmica, tomografia computorizada) imediatamente após a cirurgia e com intervalos de 4 semanas, 8 semanas, 12 semanas e 24 semanas. O período de acompanhamento foi, em média, de 49,1 semanas (intervalo de 22 a 78 semanas).

Em 2 doentes, registaram-se deiscências da mucosa sobre os dispositivos reabsorvíveis. Em 1 destes 2 casos, o material teve de ser substituído por placas de titânio. A cicatrização da mucosa e a consolidação da fratura foram normais em todos os outros doentes.

Os materiais de osteossíntese biodegradáveis auto-reforçados constituem uma alternativa fiável e suficiente aos sistemas convencionais de placas de titânio.

Yerit KC, E nisildis G, Schopper C. e colegas, em 2002, estudaram a fixação de fracturas mandibulares com placas e parafusos biodegradáveis para avaliar a estabilidade de placas e parafusos biodegradáveis e auto-reforçados de poli-L-lactido para a fixação interna de fracturas da mandíbula humana. Vinte e dois indivíduos (14 homens, 8 mulheres, idade média de 26,3 anos) com uma variedade de padrões de fratura da mandíbula foram submetidos a tratamento com um sistema de fixação biodegradável. No final do estudo, existiam deiscências da mucosa sobre os dispositivos reabsorvíveis em 2 pacientes. Em 1 destes 2 casos, o material teve de ser substituído por placas de titânio. A cicatrização da mucosa e a consolidação da fratura foram normais em todos os outros doentes.

Concluíram que os materiais de osteossíntese biodegradáveis auto-reforçados constituem uma alternativa fiável e suficiente aos sistemas convencionais de placas de titânio.

Em 2003, Gabriella MA, Gabriella MF, Marcantonio E, et al. estudaram a incidência de complicações em miniplacas de 2,0 mm para a fixação de fracturas mandibulares. Foram revistos os registos de 191 pacientes que sofreram um total de 280 fracturas mandibulares que foram tratadas com miniplacas de 2,0 mm. Cento e doze desses pacientes, apresentando 160 fraturas, que compareceram a um acompanhamento tardio, também foram avaliados clinicamente. As miniplacas foram usadas nas mesmas posições descritas pela AO/ASIF, nenhuma fixação intermaxilar foi usada. Todos os pacientes incluídos tiveram um seguimento mínimo de 6 meses. Foram analisados os dados demográficos, procedimentos, resultados pós-operatórios e complicações. Verificou-se que as fraturas mandibulares ocorreram principalmente no sexo masculino (idade média de 30,3 anos). O tempo médio de seguimento foi de 21,92 meses. A principal etiologia foi o acidente automobilístico. A fratura mais comum foi a fratura em ângulo (28,21%). Vinte e duas fracturas desenvolveram infeção, com uma incidência global de 7,85%. Quando se consideram apenas as fracturas angulares, essa incidência aumenta para 18,98%. Embora apenas 1 doente (0,89%) tenha descrito parestesia do nervo alveolar inferior, os testes objectivos revelaram alterações de sensibilidade em 32,52% dos doentes que apresentavam fracturas em regiões relacionadas com o nervo alveolar inferior. Défice ligeiro temporário do ramo marginal da mandíbula foi observado em 2,56% das abordagens extra-orais efectuadas e 2,48% apresentaram cicatrizes hipertróficas. A incidência de alterações oclusais foi de 10% e a assimetria facial foi observada em 2,67% dos pacientes. A união fibrosa, maioritariamente parcial, ocorreu em 2,38% das fracturas, mas apenas 1 destas apresenta mobilidade (0,59%). A reabsorção condilar desenvolveu-se em 6,25% das fracturas condilares fixadas. A abertura média da boca foi de 42,08 mm.

Do estudo, concluíram que a incidência global de complicações, incluindo infecções, era semelhante à descrita para métodos mais rígidos de.

Em 2003, análise computorizada de placas e parafusos de polímero reabsorvível para a fixação rígida de fracturas do ângulo mandibular
Tyler Cox, MS, Markell W, Kobn, DDS, e Thomas Impelluso, PbD

Este estudo baseado em computador utilizou a análise de elementos finitos (FEA) para avaliar se a fixação rígida por placas e parafusos de polímero reabsorvível pode fornecer a rigidez e a força necessárias para uma fratura típica do ângulo mandibular.

As placas e os parafusos à base de polímeros reabsorvíveis testados nesta investigação têm a resistência e a rigidez adequadas para a sua aplicação bem sucedida na fixação rígida de fracturas do ângulo mandibular.

MASSAKI KOSAKA et al. (2003) apresentaram um estudo sobre observações de microscopia eletrónica de varrimento de placas e parafusos biodegradáveis fracturados retirados de pacientes. As conclusões retiradas foram que mais de 2 parafusos por segmento ósseo devem ser utilizados como princípio nas áreas de tensão da região maxilofacial. A fixação intermaxilar pós-operatória também deve ser considerada para reforçar a estabilidade inicial em áreas de suporte de tensão. A fixação tridimensional utilizando mais de 2 placas é recomendada no tripé zigomático.

Em 2003 S.E.Norholt, T.K. Pedersen, J, Jensen

O objetivo deste estudo foi comparar a utilização de material de osteossíntese reabsorvível (Lactosorb) com osteossíntese de titânio para a fixação de osteomias Le Fort 1 no que diz respeito à estabilidade e morbilidade a longo prazo. Para obter medidas cefalométricas exactas, foram inseridos cinco microimplantes de tântalo na maxila durante a cirurgia. Um total de 60 pacientes submetidos a uma osteomia Le Fort 1 não segmentada foram aleatorizados para um dos tratamentos e foram seguidos durante 1 ano de pós-operatório.

Para as osteomias fixadas com o LactroSorb, a análise cefalométrica leateral demonstrou uma diferença estatisticamente significativa na posição vertical do maxilar após 6 semanas, uma vez que a posição se tornou mais superior em comparação com a situação pós-operatória (alteração média de 0,6 mm). Não se registaram alterações estatisticamente significativas na posição do maxilar entre as 6 semanas e os 12 meses em nenhum dos grupos de tratamento.

As alterações na posição maxilar não foram clinicamente perceptíveis em nenhum dos grupos de tratamento, e todos os tratamentos foram concluídos com resultados satisfatórios.

Registaram-se dois casos de infeção e deiscência da ferida no grupo do LactoSorb. Enquanto que a osteossíntese de titânio era mais frequentemente palpável após 6-12 meses e necessitou de remoção cirúrgica em três casos.

VYOMESH BHATT e RICHARD LANGEFORD ((2003) relataram um estudo sobre a remoção de miniplacas de titânio em cirurgia maxilofacial. As razões mais comuns para a remoção foram a infeção, a deiscência, a dor e a palpabilidade das placas. A maioria dos problemas relacionados com as placas ocorreu no primeiro ano após a inserção.

Em 2003 Destaque para os dispositivos de osteofixação naturalmente absorvíveis

Ashammakhi, Nureddin; Suuronen, Ritta, Tiainen, Johanna; Tormala, Pertii, Waris, Timo.

A prática da utilização de implantes está a crescer de dia para dia e estão a ser inseridos mais materiais estranhos para várias indicações. Assim, o domínio da implantologia merece uma investigação intensiva e uma avaliação cuidadosa dos resultados. São necessárias soluções para ultrapassar os problemas e riscos actuais. Demorou muito tempo a chegar. Onde estamos agora. Os dispositivos bioabsorvíveis foram explorados na década de 1960 para a fixação óssea cirúrgica. Foram alcançadas melhorias nas propriedades de resistência e biocompatibilidade. Foram utilizados materiais polimétricos bioabsorvíveis, tais como polímeros de elevado peso molecular, e também reforçados com outros materiais ou, mais recentemente, por.

Auto-reforço para produzir dispositivos pequenos mas fortes. As novas gerações de implantes incluem os que contêm substâncias bioactivas, como antibióticos e factores de crescimento. Os desenvolvimentos em materiais bioabsorvíveis continuam a acomodar a nova forma de pensar trazida pelo surgimento do campo da engenharia de tecidos. Os cirurgiões, por sua vez, também estão a inventar novas técnicas e métodos cirúrgicos para explorar as propriedades plásticas e de bioabsorção destes materiais para um futuro melhor dos nossos doentes. Esta abordagem multidisciplinar que envolve cirurgiões e cientistas de materiais deverá ajudar a encontrar soluções para as actuais limitações destes dispositivos.

GEORG ENISLIDIS (2004) apresentou uma revisão sobre o tratamento de fracturas do pavimento orbital com materiais reabsorvíveis. Descreveu as várias opções de reconstrução, como a autóloga, a alogénica e a aloplástica, etc.

JAIME GETANO et al. (2004) relataram um estudo em animais para conceber e testar protótipos para um novo dispositivo de distração reabsorvível lefore III. Os autores utilizaram uma placa de pé reabsorvível com parafusos de titânio em 3 mini porcos juvenis. Os resultados mostraram que estes dispositivos reabsorvíveis não conseguiram suportar as forças geradas durante a osteogénese de distração e fracturaram, resultando no fracasso da distração.

LLENA Y. LIKONTIOLA et al. (2004) relataram um estudo sobre miniplacas e parafusos SR-P (L/DL) -70/30 para fixação de fraturas mandibulares anteriores em 10 pacientes. Não foram encontrados problemas pós-operatórios, exceto em 1 paciente com exposição da placa e infeção da ferida, que teve de ser removida. Os autores concluíram que estes dispositivos eram fiáveis para a fixação interna de fracturas mandibulares anteriores em adultos.

LIM KWONG CHEUNG et al. (2004) relataram um estudo controlado e randomizado de sistemas de fixação de titânio e reabsorvíveis para cirurgia ortognática. O estudo concluiu que não havia diferenças significativas entre os dois sistemas e ambos oferecem uma fixação funcionalmente estável.

PAT RICALDE e JEFFREY C. POSNICK (2004) relataram um estudo sobre a taxa de degradação das placas reabsorvíveis Delta utilizadas para fixação interna em cirurgia crânio-facial em 2 pacientes com sinostose craniana para reconstrução da abóbada craniana. A reexploração foi feita aos 8 e 13 meses de pós-operatório, documentando a completa degradação desses materiais.

PATRICK LOUIS et al. (2004) relataram um estudo para avaliar a malha reabsorvível como um sistema de contenção para enxerto ósseo na reconstrução de mandíbula atrófica. Os enxertos ósseos particulados foram colhidos do aspeto medial da crista ilíaca. Todos os pacientes tiveram uma união óssea completa sem quaisquer problemas relacionados com o material.

P.LAINE et al. (2004) relataram um estudo sobre as complicações com a fixação bioabsorvível em cirurgias ortognáticas realizadas durante um período de 10 anos em 163 pacientes. Todas as complicações que ocorreram foram menores (8,6%) e não afetaram o resultado final das cirurgias. Os problemas menores observados foram infeção, deiscência da ferida e exposição da placa.

RALPH. E.HOLMES et al. (2004) analisaram a utilização de dispositivos reabsorvíveis com macroporos na cirurgia craniofacial. Analisaram a bio-compatibilidade, as propriedades bio-mecânicas e as aplicações clínicas do PLA e do PGA. Os autores descreveram o primeiro distractor interno e utilizaram-no em 20 pacientes para osteotomia Lefort III em monobloco.

R. KONTIO et al. (2004) relataram um estudo sobre a reconstrução do pavimento orbital com Poly L/DL 96t avaliado por estudos clínicos, radiológicos e imuno-histoquímicos em ovinos. Os resultados mostraram que o implante PLDLA 96 provoca uma inflamação local que não impede a cicatrização óssea. A deformação do implante indica que o PLDLA 96 não é adequado para a reconstrução do pavimento orbital.

R. MAZZONETTO et al (2004) relataram uma avaliação retrospetiva da fixação rígida em cirurgia ortognática utilizando um SR. PLLA (70 L : 30 DL) em 30 pacientes por meios clínicos e radiológicos. Não foram observadas complicações clínicas ou alterações radiológicas aquando da implantação. Concluíram que estas placas eram comparáveis a outras formas de fixação rígida para cirurgia ortognática.

S. E. NORHOLT et al. (2004) relataram um estudo prospetivo aleatório que comparou PLLA/PGA reabsorvível com titânio para osteossíntese de miniplaca lefort 1 com a respectiva estabilidade e morbilidade a longo prazo. Não se registaram alterações estatisticamente significativas na posição do maxilar entre as 6 semanas e os 12 meses em nenhum dos grupos tratados. Registaram-se 2 casos de deiscência de ferida infecciosa com placas de PLLA/PGA, enquanto as placas de titânio eram mais frequentemente palpáveis após 6-12 meses e necessitaram de ser removidas em 3 casos.

STEVEN R. COHEN et. al. (2004) relataram o uso de placas reabsorvíveis em sinostoses fronto-orbitais e suturais.

Estabilidade de implantes biodegradáveis no tratamento de fracturas mandibulares

Kann C.Yerit, M.D. D.M.D. Sibylle Hainich, M.D. D.M.D., Dritan Turhani, M.D., Clemens Klug, M.D., Gert Wittwer, M.D., D.M.D., Michael Ockher, M.D., D.M.D., Oliver Ploder, M.D. D.M.D., PhD, Gerhard Undt, M.D., D.M.D.,PbD.Arnulf Baumann, M.D., D.M.D.,PhD, e Rolf Ewers, M.D., D.M.D., PhD.

Os implantes biodegradáveis não têm sido utilizados em larga escala para a fixação interna de fracturas mandibulares devido às presumíveis propriedades mecânicas inferiores. Este ensaio clínico prospetivo foi concebido para elucidar a estabilidade e a biocompatibilidade de placas e parafusos de poli-L/D-lactídeo auto-reforçados utilizados para estabilizar uma variedade de fracturas da mandíbula por redução aberta e fixação interna.

A técnica de auto-reforço proporcionou estabilidade mecânica suficiente dos implantes para a cicatrização primária destas áreas de elevada carga óssea mandibular. As complicações pós-operatórias foram transitórias e limitadas à infeção da ferida (dois pacientes). Em alguns pacientes, foi relatada hipestesia (três pacientes) ou dor ligeira (10 pacientes) no exame de recordação de 1 ano, mas não foram observadas reacções adversas graves nos tecidos relacionadas com os implantes durante o seguimento (média de 24,4 meses; intervalo de 6,4 a 44,3 meses)

Com base nestes resultados preliminares, os autores concluem que os implantes auto-reforçados biodegradáveis mostram uma estabilidade eficiente durante a cicatrização óssea inicial e prometem um elevado potencial para uma utilização bem sucedida na osteofixação de fracturas mandibulares. (plast, reconstr.

TAKABIRO SUZUKI et. al. (2004) relataram um estudo sobre a utilização de placas reabsorvíveis de PLLA para o tratamento de fracturas do côndilo mandibular em 14 pacientes com um acompanhamento clínico e radiológico de 3 anos e concluíram que é possível obter uma estabilidade fiável com um mínimo de complicações utilizando osteossíntese reabsorvível.

YASUHIKO AMANO ET AL. (2004) apresentaram um estudo para avaliar a membrana de PLLA e o pino de fixação utilizados em combinação com a regeneração óssea guiada em defeitos ósseos em cães. O estudo concluiu que estes dispositivos permitiram a regeneração óssea, excluindo os tecidos moles circundantes da área da ferida.

Em 2004, Suzuki, Kawamura, Kasahara e Nagasaka estudaram placas e parafusos reabsorvíveis de poli-L-lactide para o tratamento da fratura do processo condilar mandibular. O objetivo deste estudo foi determinar se um sistema de miniplacas reabsorvíveis de poli-L-lactide (PLLA) poderia ser utilizado para tratar a fratura do processo condilar mandibular. Catorze pacientes que sofreram fracturas do processo condilar mandibular tratadas com implantes de PLLA foram chamados para um exame clínico e radiológico de seguimento ao fim de 3 anos. Os resultados indicaram que a abertura da boca recuperou para mais de 35 mm e a oclusão era estável em todos os pacientes. Não se registou assimetria facial 3 meses após a cirurgia. Dois pacientes apresentaram sensibilidade pós-operatória crónica média no local de implantação; no entanto, não houve infeção da ferida. Todos os côndilos mandibulares fracturados apresentaram uma boa redução anatómica e estabilidade a longo prazo com a utilização de miniplacas e parafusos reabsorvíveis. A cicatrização óssea foi satisfatória em todos os pacientes e não houve evidência de reabsorção anormal do processo condilar. Os orifícios dos parafusos tornaram-se evidentes ao fim de 3 anos. Em 2 doentes, os orifícios dos parafusos mostraram um aumento no exame radiográfico.

Concluíram que o sistema PLLA mini plat3e proporciona uma estabilidade fiável quando utilizado para a fixação de fracturas do processo condilar mandibular.

Em 2004, YHKONTIOLA e grupo estudaram as miniplacas e mini-parafusos SR-P (L/DL)LA-70/30 para fixação de fracturas mandibulares anteriores. Dez pacientes (20 a 49 anos de idade) com fracturas parassinfisárias mandibulares anteriores isoladas foram tratados por meio de redução aberta e fixação interna utilizando placas e parafusos bioreabsorvíveis SR-P (L/DL) LA 70/30. Durante o período mínimo de 6 meses de acompanhamento, não se registaram problemas, à exceção de um caso em que uma placa ficou exposta intraoralmente e infectou. Mas após o desbridamento e posterior excisão da parte exposta da placa, o osso fracturado sarou bem.

Estes resultados indicam que as placas e parafusos SR-P (L/DL)LA 70/30 são fiáveis para a fixação interna de fracturas mandibulares anteriores em adultos, mas deve ser assegurada uma cobertura adequada dos tecidos moles para evitar a exposição da placa.

Em 2005 :- Georg ENISLIDIS*, Kann YERIT, Gerd WITTWER, Robert KOHNKE, Stefan SCHRAGL, Rolf EWERS.

O objetivo deste estudo clínico retrospetivo foi avaliar a fixação de fracturas zigomáticas com o sistema de osteossíntese BioSorb FX, avaliando a estabilidade da redução, bem como as complicações no primeiro ano de pós-operatório, e realizando um inquérito para documentar as opiniões dos cirurgiões sobre a osteossíntese biodegradável para esta indicação.

Conclusões :- A fixação de fracturas do zigoma com o sistema BioSorbfx foi simples e segura. As fixações mantiveram-se estáveis e a consolidação óssea decorreu sem problemas. As complicações pós-operatórias foram poucas, de natureza menor e não relacionadas com o processo de biodegradação. © 2005 Associação Europeia de Cirurgia Crânio-Maxilo-Facial.

CHERYL M. BURGESS e RAFAELA M. QUIROGA (2005) relataram um estudo para avaliar a segurança e a eficácia do PLLA para o melhoramento dérmico da lipo atrofia facial em pacientes infectados pelo VIH imunocomprometidos com utilização prévia de terapia antirretroviral. Os autores concluíram que o PLLA promete uma melhoria facial significativa e duradoura com um mínimo de complicações.

E. HOCHULLI - VIERRA et al. (2005) relataram um estudo comparativo em animais sobre a fixação interna rígida com miniplacas reabsorvíveis de titânio Vs na reparação de fracturas mandibulares em coelhos e concluíram que a presença de ambos os sistemas de fixação era semelhante histologicamente, exceto por uma pequena diferença, ou seja, foi observada uma cicatrização óssea mais rápida entre 50-30 dias com o sistema de titânio.

LIA RIMONDINI et al. (2005) relataram um estudo experimental em animais sobre a regeneração óssea utilizando um co-polímero PLLA/PGA biodegradável injetável. Os autores utilizaram os côndilos femorais de coelhos para criar um defeito de tamanho crítico 6B x 10 mm em ambos os lados e um dos lados foi preenchido com co-polímero dispensado em solução aquosa de PGA e dextrano, enquanto o outro lado foi deixado vazio. Os resultados mostraram que o co-polímero PLLA/PGA dispensado numa matriz hidrossolúvel tem propriedades osteocondutoras.

GEORGE ENISLIDIS et. al. (2005) relataram um estudo clínico retrospetivo para avaliar a estabilidade da redução e as complicações associadas à gestão de fracturas zigomáticas deslocadas unilaterais utilizando placas BIOSORB FX e realizaram um inquérito para documentar a opinião dos cirurgiões sobre placas biodegradáveis para fracturas zigomáticas. Os resultados mostraram que todos os zigomáticos cicatrizaram sem problemas, com exceção de complicações menores, como a infeção, que se resolveram com uma terapia local imediata.

GEORGE ENISLIDIS et al. (2005) relataram um estudo sobre a fixação de fracturas zigomáticas com um sistema de copolímero biodegradável. Foi alcançada uma estabilidade funcional adequada e todas as complicações foram menores e responderam bem ao tratamento local.

Em 2006, R. Bryan Bell, DDS, MD, e Craig S. Kindsfater, DDST

O objetivo deste estudo retrospetivo preliminar foi rever os dados demográficos e os resultados de doentes com uma variedade de fracturas faciais que foram estabilizadas com placas e parafusos de osso PL.

Conclusões :- Pode observar-se uma cicatrização favorável através da utilização de placas e parafusos de PL biodegradáveis para estabilizar fracturas seleccionadas do terço médio da face em doentes de todas as idades, bem como fracturas da mandíbula na primeira infância.

Em 2006, Landes CA, Ballon A avaliaram um seguimento prospetivo de 4-5 anos de osteossíntese com placas reabsorvíveis de poli (l-lactido-co-dl-lactido) [p (l70/30DL)LA] em fracturas mandibulares traumáticas e patológicas deslocadas. Foram utilizadas miniplacas e parafusos P(L70/30 DL)LA para fixar 50 fracturas deslocadas em 30 pacientes, com idades compreendidas entre 1 e 83 anos. Preferiu-se a osteossíntese dupla, com uma placa monocortical na região subapical
(parafusos de 6 mm) e uma segunda placa na margem inferior (parafusos de 8 mm). O seguimento médio foi de 31 meses (variação de 6 a 53 meses). Quinze (100%) fracturas paramedianas traumáticas, sete (100%) fracturas do ângulo do corpo, 10 (100%) fracturas condilares e três (43%) fracturas patológicas tiveram uma consolidação primária. Duas fracturas do ângulo mandibular, uma traumática e outra patológica, cicatrizaram inicialmente, mas 6 semanas após a cirurgia, foram deslocadas. Uma fratura atrófica do corpo do fémur desenvolveu uma união fibrosa rígida num doente de 83 anos; uma osteomielite e uma fratura pré-existentes progrediram para uma maior perda óssea e, finalmente, exigiram uma reconstrução pré-formada do perónio.

Concluíram que a utilização das paletes reabsorvíveis testadas pode ser encorajada em múltiplas fracturas mandibulares deslocadas em crianças e também em adolescentes e adultos dentados altamente complacentes com dupla osteoartrite; no entanto, o ângulo mandibular traumático e as fracturas patológicas continuam a ser críticos para a sua utilização.

Eficácia e segurança de dispositivos de osteofixação biodegradáveis em cirurgia oral e maxilofacial
Cirurgia: uma revisão sistemática
Em 2006, G.J.Buijs, B. Stegenga e R.R.M. Bos
A utilização de dispositivos de osteofixação deve ser baseada em evidências se se pretender obter uma cicatrização óssea sem complicações. Numerosos estudos descrevem e afirmam as vantagens dos dispositivos biodegradáveis em relação aos de titânio como método de fixação óssea. Aqui, revemos sistematicamente a literatura disponível para determinar a eficácia clínica e a segurança dos dispositivos biodegradáveis em comparação com os dispositivos de titânio na cirurgia oral e maxilofacial. Para além disso, são discutidos aspectos gerais relacionados com a cirurgia óssea. Concluímos uma pesquisa altamente sensível nas bases de dados MEDLINE ((1966-2005), EMBASE (1989-2005) e CENTRAL (1800-2005) para identificar estudos elegíveis. Os estudos elegíveis foram avaliados de forma independente por dois avaliadores, utilizando uma escala de avaliação da qualidade. O procedimento de seleção dos estudos relacionou quatro artigos metodologicamente "aceitáveis". Devido às diferentes medidas de resultados utilizadas nos estudos, não foi possível efetuar uma meta-análise. Por conseguinte, os principais efeitos relativos à estabilidade e morbilidade da fixação de fracturas utilizando sistemas de fixação de titânio e biodegradáveis foram descritos qualitativamente. Não é possível tirar conclusões definitivas sobre a fixação de segmentos ósseos fracturados por trauma

devido à falta de ensaios clínicos controlados. Relativamente à fixação de segmentos ósseos em cirurgia ortognática, apenas estão disponíveis alguns estudos clínicos controlados. Não parece haver uma diferença significativa a curto prazo entre os sistemas de fixação de titânio e biodegradáveis no que respeita à estabilidade e morbilidade. No entanto, não se podem tirar conclusões definitivas, especialmente no que respeita ao desempenho a longo prazo dos dispositivos de fixação biodegradáveis e na cirurgia maxilofacial. Abreviaturas: CENTRAL. Cochrane Central Register of Controlled Trials; MeSH, Medical subject heading; VAS, Visual Analogue Scale; e W, peso.

No mesmo ano (2006), Landes CA Ballon A Roth C realizou um estudo com 413 placas reabsorvíveis maxilares e mandibulares osteossintéticas, centrado na reação de corpo estranho clinicamente aparente (i.e, inchaço, osteólise e fistulação), degradação indireta do implante (i.Oitenta fracturas e casos de reconstrução (32 mulheres e 48 homens,Com idades compreendidas entre 1 e 83 anos, foram osteofixados com copolímero de poli (L-lactídeo - co-glicolídeo) (PLGA) (n=20) (139 osteossínteses de PLGA) ou poli (L-lactídeo - co-DL-lactídeo) [P(L/DL)LA] (n=60) [274 osteossínteses de p(L\DL) LA].

A partir daí, chegaram à conclusão de que ambos os copolímeros apresentavam uma biocompatibilidade e desintegração fiáveis. No geral, 6% das reacções de corpo estranho clinicamente aparentes foram controladas de forma conservadora e por curetagem local; 85:15 PLGA degradou-se em 12 meses e 70:30 P(L/DL)LA em 24 meses, deixando grânulos residuais pulverulentos. Os orifícios reossificaram 12 meses mais tarde.

Em 2007 Robert M. Laughlin, DMD*, Micbael S. Block, DMD, Randall Wilk, DDS, PBD, MD Randolpb
B. Malloy, DDS, PBDf e Jobn N. Kent, DDS.
A hipótese para a avaliação prospetiva é que as placas reabsorvíveis são iguais ao desempenho das placas de titânio de 2 mm. No que diz respeito à consolidação da fratura com união óssea e restauração da função. Para provar esta hipótese, serão comparados pontos finais específicos com as normas da literatura para a fixação rígida de miniplacas de titânio de 2 mm. A variável primária do ponto final para esta análise é a consolidação da fratura e o regresso à função normal. As variáveis secundárias incluem a incidência de complicações como infeção, má união com má oclusão, deiscência de tecidos moles, necessidade de cirurgia de revisão, desafios técnicos específicos, tempo operatório e curva de aprendizagem para o cirurgião.

Conclusão :- Com base nesta série limitada de pacientes, a hipótese formulada para este estudo foi validada.

Em 2007, Laughlin, Block, Wilk, Malloy e Kent realizaram um estudo prospetivo para verificar a equivalência entre placas reabsorvíveis e placas de titânio para a fixação de fracturas mandibulares, no que diz respeito à união óssea e à restauração da função. Para comprovar esta hipótese, foram comparados pontos finais específicos com as normas da literatura para a fixação rígida de miniplacas de titânio de 2 mm. A variável primária do ponto final foi a consolidação da fratura e o retorno à função normal. As variáveis secundárias incluíram a incidência de complicações, tais como infeção com má oclusão, deiscência de tecidos moles, necessidade de cirurgia de revisão, desafios técnicos específicos, tempo operatório e curva de aprendizagem para o cirurgião. Foram inscritas sequencialmente 50 fracturas que cumpriam os critérios de inclusão de uma fratura do corpo mandibular; sínfise, ângulo ou ramo e que necessitavam de uma redução aberta e fixação interna para estabilização e reparação. As placas e os parafusos reabsorvíveis utilizados consistiram num copolímero amorfo moldado por injeção de L-lactido/D-lactido/trimrtilo carbonato de comparação (inion CPS system. Tampere, Finlândia). Os dados foram recolhidos e comparados com as normas da literatura para placas de titânio e também com dados de fixação não rígida de um estudo prospetivo realizado numa população semelhante na mesma instituição. Três locais (6%) que apresentavam sinais clínicos de infeção foram tratados imediatamente após a apresentação, com consolidação da fratura às 8 semanas. Não houve necessidade de cirurgia de revisão nesta série de doentes. 12 cabeças de parafuso fracturaram durante a colocação do parafuso e foram imediatamente substituídas sem sequelas de fratura significativas. Com base nos resultados, a hipótese de equivalência foi validada.

Em 2007 Uma análise experimental in vivo da reabsorção a pinos activados por ultra-sons (sonic weld) e parafusos biodegradáveis padrão (Resorb X) em ovinos. E. Pillinf, R. Mai, F. Theissing, B. Stadlinger, R. Loulota, U. Eckelt.

Compararam a cicatrização e a reação na mandíbula de 11 ovelhas de uma osteossíntese de parafuso bioreabsorvível convencional com a osteossíntese de pino activada por ultra-sons recentemente desenvolvida. O stress térmico causado pela inserção dos pinos assistidos por ultra-sons não provoca qualquer reação celular em torno do pino. Não há evidência clínica nem histológica de qualquer inflamação inicial que possa ter sido induzida pela inserção.

A fixação adequada do tecido fibroso à cabeça do pino e a ausência de qualquer inflamação são condições prévias importantes para a introdução deste novo método de osteossíntese na prática clínica.

Outras características vantajosas são a facilidade de manuseamento intra-operatório e a redução do tempo de operação, uma vez que não é necessário cortar o fio. O polímero e as estruturas trabeculares devem estar suficientemente interligados para garantir a estabilidade.

Em 2007 Avaliação de placas e parafusos bioreabsorvíveis em relação a placas e parafusos de titânio para fracturas e osteotomias craniofaciais. Coronel S Menon, Tenente-Coronel SKR Chowshury.

A fixação interna rígida com metais é um método fiável de realizar a osteossíntese, permitindo ao doente uma carga passiva ou mesmo funcional da fratura ou dos segmentos ósseos osteoromizados. As desvantagens dos metais levaram à introdução de polímeros reabsorvíveis na fixação interna rígida.

Este estudo foi realizado para avaliar a eficácia destes polímeros em comparação com o titânio na fixação de segmentos ósseos em 40 pacientes com fraturas do complexo zigomático e manejo de craniossinostoses. Os casos foram acompanhados por um ano.

A estabilidade da fixação foi considerada comparável à da fixação metálica, embora o armamento e o procedimento de fixação do sistema sorvível fossem mais exigentes e a técnica mais sensível.

O sistema reabsorvível é um bom sistema para fixação interna rígida em condições específicas em que as forças musculares e de tensão não são um fator determinante na deslocação do fragmento.

A taxa de placas e parafusos após a reconstrução de fracturas faciais
Thomas J. Francel, M.D. Brent C. Birely, M.D., Paul R.Ringelman, M.D. e Paul N. Manson, M.D.

A fixação rígida de placas e parafusos é a base do tratamento de fracturas complexas do esqueleto facial. As complicações da fixação com placas e parafusos incluem proeminência, infeção, exposição e migração. Quinhentos e sete pacientes submetidos a fixação com placa e parafuso para fracturas faciais (1112 fracturas) de 1983 a 1988 foram seguidos quanto a complicações. Sessenta e um pacientes (12%) necessitaram de remoção do hardware. A localização no esqueleto facial influenciou os sintomas e a taxa de remoção do hardware. A infeção e a exposição podem ser reduzidas com irrigações anti-sépticas, evitando danos na mucosa, prestando atenção ao encerramento adequado da mucosa e à colocação correcta das placas. A proeminência pode ser reduzida com a utilização de microplacas nas zonas supra-orbitária, frontal e nasoorbitária-etmoidal. (plast reconstr cirurg. 90;568, 1992)

UM ESTUDO COMPARATIVO DOS EFEITOS DOS SISTEMAS DE REVESTIMENTO BIODEGRADÁVEL E DE TITÂNIO NO CRESCIMENTO E ESTRUTURA CRANIANA: ESTUDO EXPERIMENTAL EM BEAGLES.

Foi efectuado um estudo experimental em beagles para avaliar os efeitos dos sistemas de placas biodegradáveis e de titânio no crescimento e na estrutura craniana. Quarenta e oito beagles de raça pura com 9 semanas de idade foram utilizados neste estudo. Para evitar quaisquer efeitos do dimorfismo sexual, utilizámos apenas beagles fêmeas. Os animais foram divididos em três grupos: controlos com cirurgia simulada, n=16; beagles implantados com placas e parafusos de titânio disponíveis no mercado, n=16; e beagles implantados com placas e parafusos biodegradáveis, n=16. O sistema de placas biodegradáveis desenvolvido pela storz instrument company (st. Louis, Mo.) para utilização no esqueleto craniofacial não requer outro procedimento para remover as placas e os parafusos após a conclusão do processo de cicatrização. Para avaliar a dinâmica das alterações no crescimento craniano sob a influência de dois sistemas de placas diferentes, realizámos dois estudos idênticos durante dois períodos de tempo diferentes: 6 semanas e 12 semanas. A utilização de dois períodos de tempo diferentes permitiu-nos avaliar as alterações do material biodegradável no osso e nos tecidos moles que envolvem este material. A análise estatística não revelou diferenças significativas na estrutura craniana bruta entre os três grupos. Este resultado sugere que o sistema de placas biodegradáveis não tem qualquer efeito adverso no crescimento do crânio. O material reabsorve-se ou desintegra-se entre 6 e 12 semanas após a inserção. A taxa de reabsorção é de aproximadamente 5,3pm por dia. O osso e os tecidos moles que rodeiam o implante biodegradável apresentaram uma inflamação e uma reação de corpo estranho muito limitadas. O crescimento ósseo excessivo foi frequentemente encontrado sobre o sistema de placas.

PLACAS BIODEGRADÁVEIS E DE TITÂNIO EM CRANIOTOMIAS EXPERIMENTAIS: UM ESTUDO DE SEGUIMENTO RADIOGRÁFICO.

Hilkka H. Peltoniemi, MD.Juhani Ahovuo, MD. Doutor Riitta-Mari Tulamo, DVM. Doutor Pertti Tormala, Doutor Timo Waris, Médico, Doutor.

A radiografia simples e a tomografia computorizada (TC) foram avaliadas na avaliação da consolidação de linhas de craniotomia experimentais cobertas com miniplacas de titânio ou placas biodegradáveis auto-reforçadas de poli-L-láctido (SR-PLLA). Foram efectuadas duas linhas de craniotomia simétricas sagitais (2,3-2,5 mm de largura e 22 mm de comprimento) nos crânios de oito carneiros jovens. Uma linha de craniotomia foi coberta com uma placa biodegradável de SR-PLLA e a outra com uma miniplaca de titânio. Ambas as placas foram fixadas com quatro mini-parafusos de titânio. A consolidação das osteotomias foi estudada através de radiografia simples e TAC 6, 12, 20 e 52 semanas após a cirurgia. A microradiografia e a histologia foram utilizadas como referência. A radiografia simples não foi fiável na avaliação da consolidação óssea, uma vez que foram obtidos resultados falso-positivos em três osteotomias. A consolidação óssea foi avaliada de forma mais fiável por TC, que mostrou consolidação no lado SR-PLLA no espaço de 20 semanas, enquanto que nenhuma das linhas revestidas a titânio estava consolidada às 52 semanas. A consolidação superior sob a placa reabsorvível foi confirmada na histologia e na microradiografia. As placas radiolucentes de SR-PLLA não interferiram com a TC, enquanto as placas de titânio causaram pequenos artefactos na TC.

Capítulo 4
MATERIAL E MÉTODO

Foi realizado um estudo clínico prospetivo e aleatório para comparar a eficácia da fixação reabsorvível com a fixação de miniplacas de titânio em fracturas da mandíbula, no qual foram seleccionados 20 casos que sofreram fracturas da mandíbula. De todos os casos; relatados no Departamento de Cirurgia Oral e Maxilofacial, K.M.Shah Dental College & Hospital, Piparia, Vadodara, de novembro de 2007 a maio de 2010, com base nos seguintes critérios de inclusão e exclusão.

<u>CRITÉRIOS DE INCLUSÃO :</u>

1. As fracturas oblíquas, bem como as fracturas rectas, em que um ou ambos os córtex da mandíbula são divididos longitudinalmente ou obliquamente.
2. Fracturas da sínfise, parassínfise, corpo ou região angular associadas ou não a fracturas subcondilares.
3. Fratura da mandíbula associada a fracturas de qualquer outro osso facial.
4. Pacientes com fratura mandibular que optaram por ter movimentos maxilares sem restrições.
5. Não foi dada preferência ao sexo ou à idade nos doentes adultos.

<u>CRITÉRIOS DE EXCLUSÃO :</u>

1. Recusa de autorização.
2. Doentes pediátricos .
3. Pacientes com fracturas associadas do terço médio da face.
4. Doentes com doenças sistémicas graves.
5. Fracturas oblíquas da mandíbula ou associadas a perda óssea.
6. Fratura com mais de 10 dias ou com sinais de infeção.
7. Fracturas isoladas do côndilo.
8. Fracturas não unidas.
9. Fracturas mal unidas.
10. Fracturas cominutivas da mandíbula.

Todos estes doentes foram tratados por redução aberta e fixação interna direta utilizando placas bioreabsorvíveis ou miniplacas de titânio. Os doentes foram operados sob anestesia local ou geral através de uma abordagem extra-oral adequada.

<u>MÉTODO:</u>

O método de tratamento da fratura da mandíbula neste estudo inclui os seguintes passos:

A. Avaliação pré-operatória e preparação dos pacientes.
B. Procedimento cirúrgico.
C. Tratamento pós-operatório.
D. Acompanhamento e cuidados posteriores dos pacientes.

A. <u>PREPARAÇÃO PRÉ-OPERATÓRIA DO DOENTE :</u>

Foi cuidadosamente registada a história detalhada de cada doente e foi efectuado um exame extra-oral e intra-oral minucioso de cada doente, com boa luz e exposição, no momento da apresentação no Depaftamento de Cirurgia Oral e Maxilofacial do K.M.Shah Dental College & Hospital, Vadodara.

A avaliação radiográfica foi efectuada em relação ao local, à direção da linha de fratura e à extensão da deslocação.

As radiografias normalmente efectuadas são;

a) Ortopentomograma

b) Vista póstero-anterior da mandíbula

c) Vista lateral oblíqua da mandíbula

d) Vista periapical intra-oral

e) Vista oclusal inferior verdadeira

f) TAC (cortes axiais, sagitais, coronais e reconstrução 3-D)

Investigações pré-operatórias :

g) Hemograma de rotina

h) Análise de urina

i) VIH E HBS AG

j) BCG

k) Radiografia do tórax

l) Tempo de hemorragia e tempo de coagulação

m) Açúcar no sangue aleatório

Todos os doentes foram avaliados por médicos e anestesistas, com base em critérios médicos, para determinar se estavam aptos para serem operados sob anestesia geral/anestesia local.

No pré-operatório, foram colocadas barras de Erich ou anéis de hera nas arcadas maxilar e mandibular; e foram aplicados fios ou tração elástica para colocar as extremidades da fratura em posição reduzida e para estabilização intermaxilar.

Os doentes receberam uma dieta rica em proteínas e foram motivados a manter a higiene oral.

Medicamentos pré-operatórios :

a. Inj. Ampicilina + Cloxacilina 1g IV

b. Inj. Metronidazol 5oomg em 100ml IV

c. Inj. Voveran + Paracetamol 1 ampola IV

d. Inj. Toxoide tetânico 0,5 mg IM

Os doentes foram mantidos em jejum durante 8 horas antes da cirurgia se esta fosse planeada sob AG. Foi obtido um consentimento informado para a cirurgia e a anestesia. Foi administrada uma medicação pré-anestésica adequada aos doentes.

Procedeu-se à depilação do local da operação. Foi dado um banho de Savlon na cabeça e o doente foi coberto com uma bata esterilizada antes da operação.

B. <u>PROCEDIMENTO CIRÚRGICO PARA PLACAS BIOREABSORVÍVEIS:</u>

a. ARMAMENTARIUM

Juntamente com os instrumentos padrão utilizados para a redução da fratura, foram utilizados os seguintes instrumentos.

- Brocas de 1,75 mm e 2,25 mm.
- 2.0 e 2.5mm Bone tap_(manual).
- Lâmina de chave de parafusos universal.
- Banho de água termal.
- **INION CPS**,   4 placas de furos de 2,5 mm.
- Placa de 5 furos de 2,0 mm

- Dimensões - Altura - 1,4 mm.
- Largura - 7 mm.
- Orifício do parafuso - 1,7 mm e 2,2 mm.
  - Parafusos-Comprimento - 7mm, 8mm, 10mm.

Os doentes foram operados sob anestesia geral ou anestesia local em condições de assepsia rigorosas. Foi infiltrada anestesia local com adrenalina no local da incisão e foi feita uma incisão de 1 a 1,5 cm em Risdon com uma lâmina de 15 mm BP e foi feita uma dissecção por camadas para expor os segmentos fracturados, que foram depois reduzidos e mantidos firmemente na posição correcta.

Entretanto, o banho-maria térmico com cortina foi enchido com água destilada estéril e mantido pronto a uma temperatura de 55° C. A unidade térmica de PVC resistente ao calor e não porosa para o banho térmico é fornecida esterilizada e para utilização única. O banho de água demora 20 a 30 minutos a aquecer a água estéril até à temperatura necessária de 55°C.

As placas e os parafusos são esterilizados por radiação gama pelo fabricante e fornecidos em embalagem dupla estéril. As placas têm de ser activadas no banho de água, após o que permanecem à temperatura ambiente durante alguns minutos. As placas demoram cerca de um minuto a serem totalmente activadas no banho de água a 55O C. O contorno e a adaptação da placa são efectuados com pressão digital. A placa pode ser reactivada a qualquer momento durante o procedimento através de uma nova imersão durante mais 15 a 60 segundos.

Quando a placa estiver adaptada ao longo da linha de fratura, é criado um orifício para o parafuso utilizando uma broca adequada com irrigação constante. Em seguida, as roscas do parafuso são batidas manualmente. Quando se atinge a profundidade total e se sente resistência, pára-se de bater e desaparafusa-se suavemente a rosca. Os orifícios roscados são irrigados para remover quaisquer lascas de osso e detritos.

Os parafusos do sistema bioreabsorvível de 2,5 mm e 2,0 mm são fornecidos montados num anel de parafuso prático e têm um design simples de encaixe que proporciona uma fixação muito segura. O parafuso com chave de parafusos é inserido e apertado lenta e suavemente.

Deve evitar-se um aperto excessivo por receio de fratura da cabeça do parafuso. Depois disso, obtém-se hemostasia e sutura-se por camadas com vicryl 4.0 para a camada muscular e prolene 5.0 para a camada cutânea.

b. **PROCEDIMENTO CIRÚRGICO PARA MINIPLACAS DE TITÂNIO:**

Seguiu-se um protocolo assético rigoroso, com pintura extra-oral e cobertura. Foram administradas infiltrações no local da fratura, tanto intra-oralmente como extra-oralmente, para obter anestesia, hemostasia e definir os planos dos tecidos.

Após a palpação do local da fratura, foi feita uma incisão com o cabo da lâmina nº 15 BP nº 3, paralelamente à parte inferior da mandíbula e, pelo menos, 1 a 1,5 cm abaixo desta, para evitar danos no ramo mandibular marginal (incisão de Risdon). 3 foi feita paralelamente à parte inferior da mandíbula e pelo menos 1 a 1,5 cm abaixo dela para evitar danos ao ramo mandibular marginal do nervo facial (incisão de Risdon).

Em seguida, procedeu-se à dissecção camada a camada para expor o platisma, que foi dividido e retraído para cima, de modo a que a fáscia profunda ficasse exposta. Após a incisão da fáscia profunda, procedeu-se a uma dissecção romba com a ajuda de pinças para artérias e dissectores para expor a camada muscular subjacente. Se a artéria e a veia faciais se encontrarem no caminho, são atadas ou retraídas. O periósteo foi cortado e destacado para expor o fragmento ósseo. Durante a exposição da parassínfise mandibular e da região do corpo, o nervo mental é identificado e retraído com cuidado.

Após a exposição do local da fratura, foi curetado qualquer tecido de granulação, músculo intrapado, tecido fibroso e coágulo sanguíneo presente entre os segmentos da fratura para melhorar a aproximação e a cicatrização e, com uma pinça de fixação do osso, a fratura foi reduzida e verificada. O local da fratura foi lavado com iodo povidon a 5%, seguido de solução salina normal.

Após a redução manual da fratura na posição anatómica correcta, a oclusão foi verificada na altura. Após a oclusão dos dentes em pré-traumático, foi feita a ligadura intermaxilar e conseguiu-se a máxima aposição dos fragmentos da fratura numa posição anatómica.

São utilizadas miniplacas de titânio e os parafusos utilizados são auto-roscantes. Os princípios popularizados por Champy foram seguidos na colocação das placas

Sínfise: duas placas foram colocadas no nível subapical; 0,5 mm de distância.

Parassínfise; foram utilizadas duas placas; uma acima e outra abaixo do forame mental. Quando não foi possível colocar a segunda placa devido à proximidade dos ápices radiculares ou da ansa do nervo mental, para evitar lesões nestas estruturas, foi fixada uma miniplaca abaixo do forame mental. A banda de tensão foi colocada com fios de Laskin ou fios de Bridal.

Ângulo: onde foi efectuada a fixação com placa bi-planar: uma única placa foi colocada na superfície plana do osso adjacente à crista oblíqua externa e outra placa foi colocada acima do bordo inferior da mandíbula.

Os parafusos utilizados tinham 10 mm de comprimento para colocação acima do bordo inferior da mandíbula e 8 mm de comprimento para colocação justa-alveolar. Para a região angular foram utilizados parafusos com 6 mm de comprimento.

A placa foi adaptada e contornada à placa cortical externa da mandíbula utilizando o alicate de dobragem de placas. A placa foi adaptada de forma a ficar passiva, mantendo o contacto com o córtex, de modo a que houvesse dois orifícios de cada lado da linha de fratura. A placa é fixada ao osso com uma pinça de fixação da placa.

Utilizando um micro-motor com uma peça de mão direita e uma broca e sob uma pulverização constante de solução salina normal, é efectuado um furo através da placa e o parafuso é inserido e apertado com uma chave de parafusos convencional. Após a preparação do orifício e durante o aperto dos parafusos, foi aplicado um jato constante de solução salina normal.

No caso das miniplacas sem barra, os orifícios que se encontravam diretamente na linha de fratura não foram perfurados e fixados com parafusos, tendo sido mantidos vazios.

Foi efectuada a hemostase, o FMI foi libertado e a oclusão foi verificada. A irrigação foi feita com soro fisiológico normal e betadine diluído e o fechamento foi feito com vicryl 4.0 para periósteo e camada muscular e pele com prolene 5.0.

c. __GESTÃO PÓS-OPERATÓRIA :__

Não foram colocados drenos. Foi aplicado um penso de pressão extra-oral que permaneceu no local durante as 48 horas seguintes. Foram administrados fluidos parenterais durante as 4-6 horas seguintes. O paciente foi mantido em BNM por 4-6 horas após a operação se os pacientes foram tratados sob AG. Para os doentes tratados com anestesia local, foram administrados fluidos orais 1 hora após a operação.

O registo da entrada/saída/temperatura/pulsação/pressão arterial/respiração/SPO2 foi mantido para todos os doentes durante as 72 horas seguintes e os doentes foram mantidos com uma dieta líquida hipercalórica e terapêutica vitamínica de suporte durante 7-10 dias.

Foram administrados antibióticos, analgésicos e anti-inflamatórios adequados por via parentérica durante os 5 dias seguintes e, em seguida, todos estes medicamentos foram iniciados por via oral durante os 3 dias seguintes.

Foi efectuado um acompanhamento regular diário para lavagem intra-oral com betadine a 5% e soro fisiológico normal, seguido de um penso na ferida. [th]Os doentes foram convocados para um acompanhamento semanal após a remoção da sutura no 7.º dia pós-operatório. A oclusão foi verificada diariamente.

d. <u>ACOMPANHAMENTO E CUIDADOS POSTERIORES</u>

Foram tiradas radiografias pós-operatórias para verificar o alinhamento do fragmento da fratura para aceder à cicatrização e à posição do parafuso e das placas; no dia pós-operatório imediato e depois após 4 semanas e 8 semanas.

<u>RECOLHAS DE DADOS :</u>

No período pós-operatório imediato (dentro de 72 horas), e no final de 1,2,4,6,8 semanas, os dados serão recolhidos. Os índices utilizados para a avaliação são os indicados nas directrizes da AAOMS:

[1]   Oclusão: alterada ou não
[2]   Exposição das placas: como presente ou ausente
[3]   Mobilidade dos segmentos
       Como mobilidade rotacional, mobilidade em 2 ou 1 plano/plano.
[4]   Sinais e sintomas de infeção.
       Eritema, edema ou secreção purulenta do local.
[5]   Dor
       Numa escala visual analógica :
       0.... Ausência de dor
       1-3... dor ligeira
       4-7. dor moderada
       8-10. dor intensa
Será também efectuada uma avaliação radiográfica para verificar a existência de .
- Redução e estabilidade adequadas durante as visitas de acompanhamento.
- Alterações na linha de fratura: sem alterações, reabsorção, osteogénese
- Osteólise à volta dos parafusos / alteração da dimensão dos orifícios no grupo reabsorvível.

Os horários da avaliação radiográfica serão...
- Pós-operatório imediato,
- Ao fim de 4 semanas,
- No final de 8 semanas

<u>**ANÁLISE DE DADOS :**</u>

O resultado de qualquer uma das modalidades de tratamento será avaliado utilizando variáveis de ponto final primárias e secundárias.

	Síntese de titânio (Ps/10)	Bioreabsorvível Síntese (Ps/10)
Não sindicalizado		
Infeção		
Deiscência		
Mal-união		
Necessidade de cirurgia secundária		

A análise será efectuada utilizando o teste do Qui-Quadrado/teste de Fisher. Se houver desequilíbrio na distribuição de outros factores na linha de base ou no incumprimento, a amostra será ajustada utilizando a Análise de Regressão Logística.

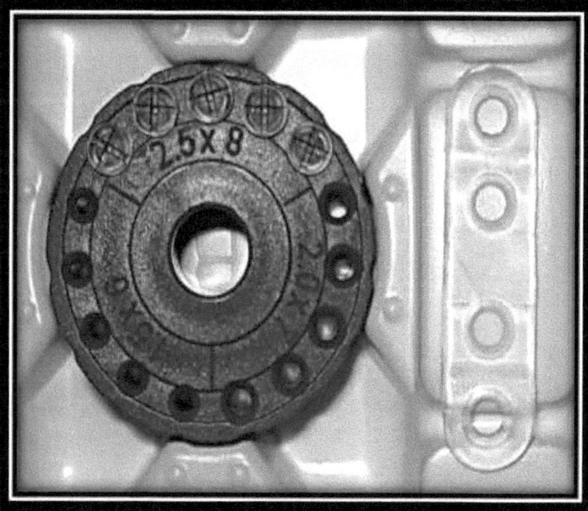

PLACA E PARAFUSOS REABSORVÍVEIS

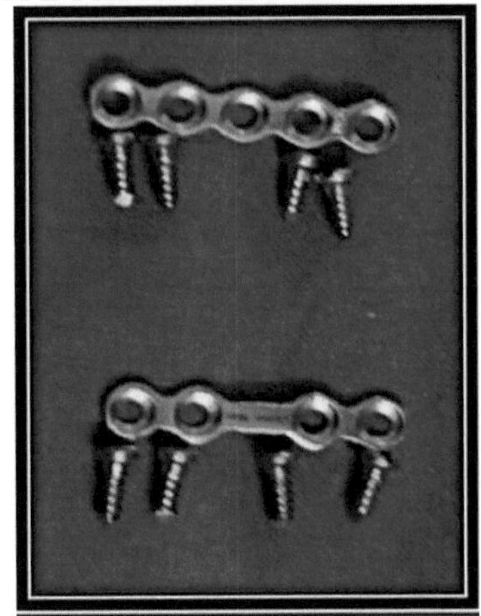

MINIPLACAS E PARAFUSO DE TITÂNIO
SÉRIE CLÍNICA DE UM CASO: (pt. no. 3)
SISTEMA DE PLACAS REABSORVÍVEIS

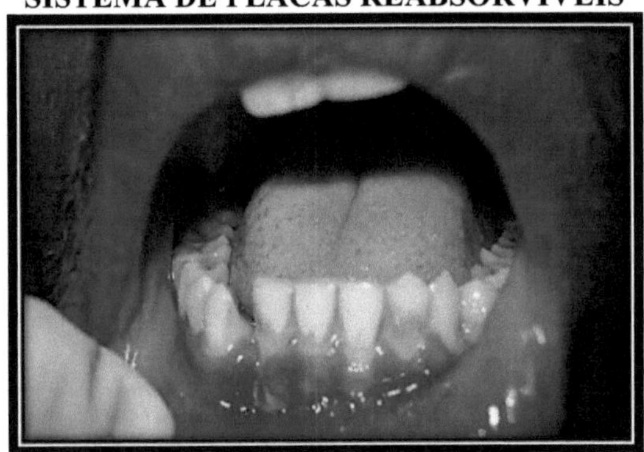

OCLUSÃO PRÉ-OPERATÓRIA

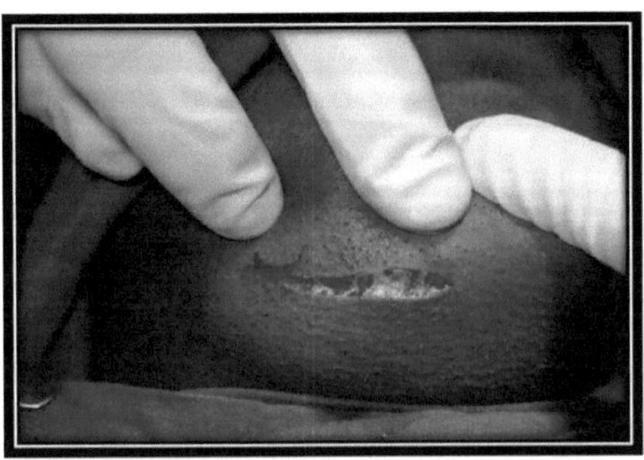

INCISÃO SUBMANDIBULAR

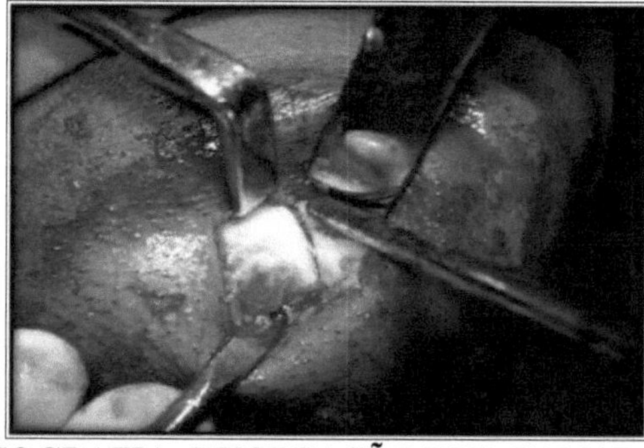

FOTOGRAFIA: DISSECAÇÃO POR CAMADAS E EXPOSIÇÃO DA LINHA DE FRACTURA

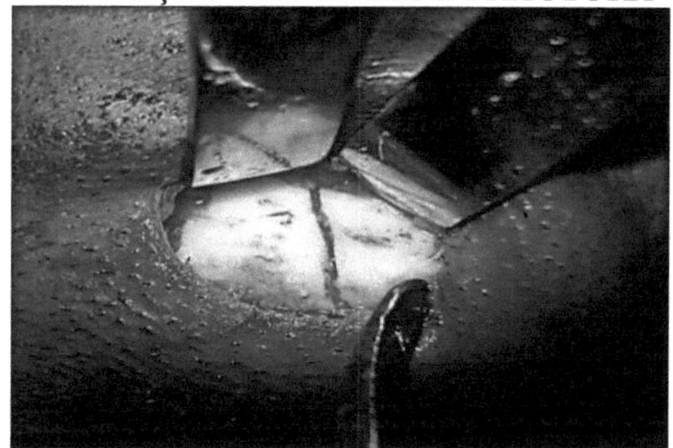

REDUÇÃO ALCANÇADA

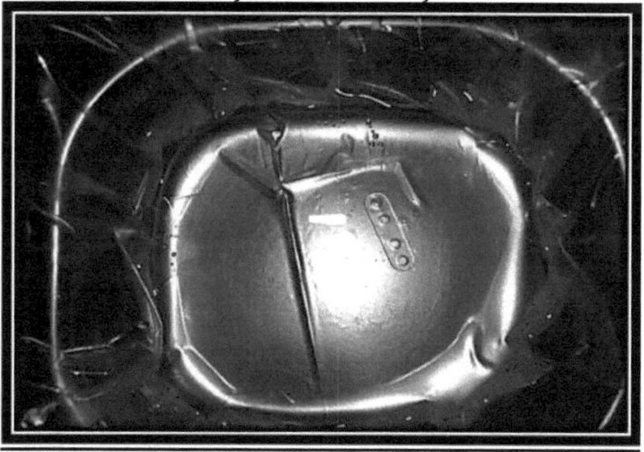

PLACA IMERSA NUM BANHO DE ÁGUA A 55⁰ CELCIUS

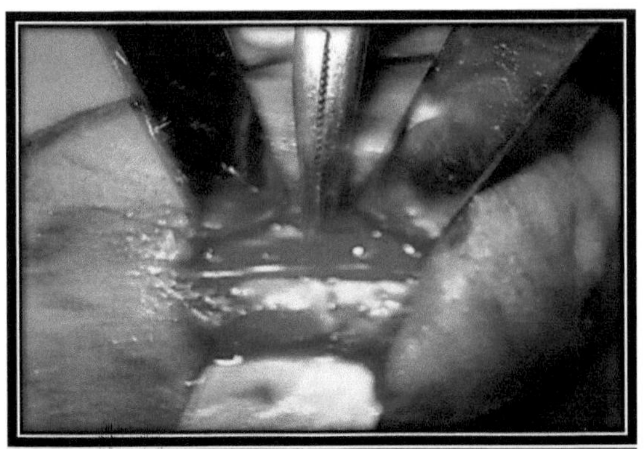

ADAPTAÇÃO E COLOCAÇÃO DA PLACA

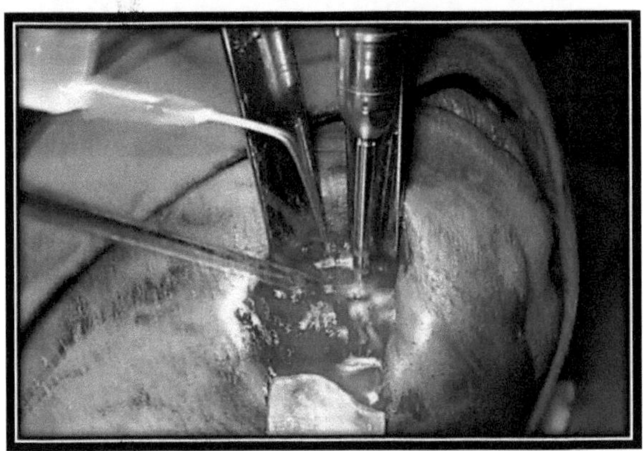

FURAÇÃO EFECTUADA COM A BROCA DE 2,25 mm

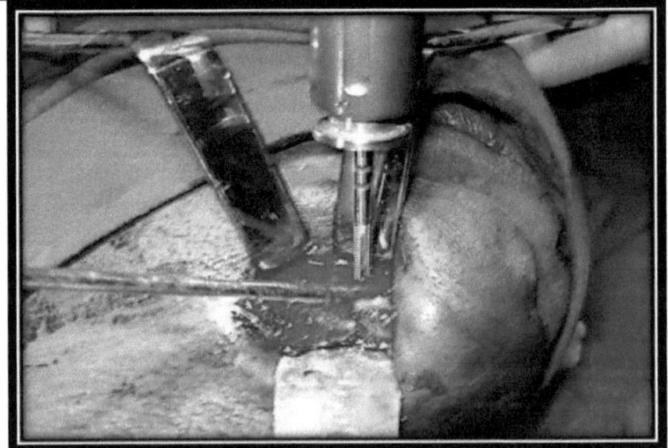

ESCAVAÇÃO ÓSSEA EFECTUADA MANUALMENTE

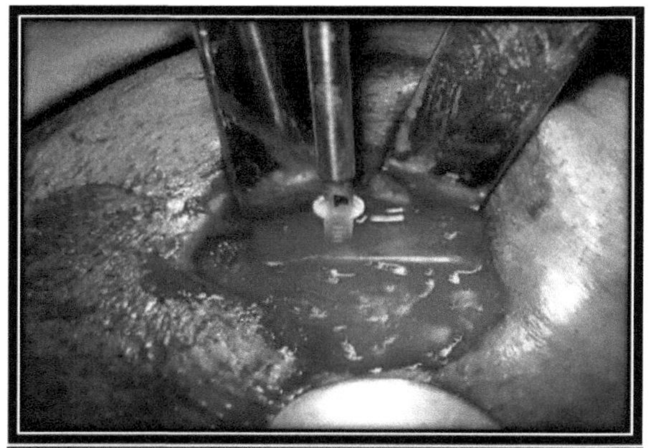

FIXAÇÃO COM PARAFUSO

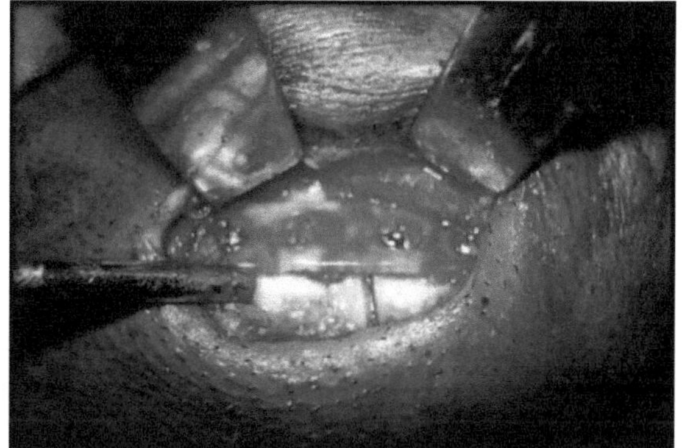

PLACA EM POSIÇÃO

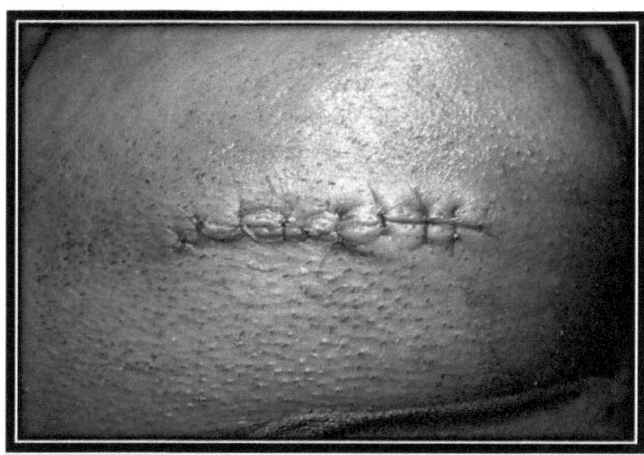

FECHO DA FERIDA
SÉRIE CLÍNICA DE UM CASO: (pt. no. 13)
SISTEMA DE MINIPLATAÇÃO DE TITÂNIO

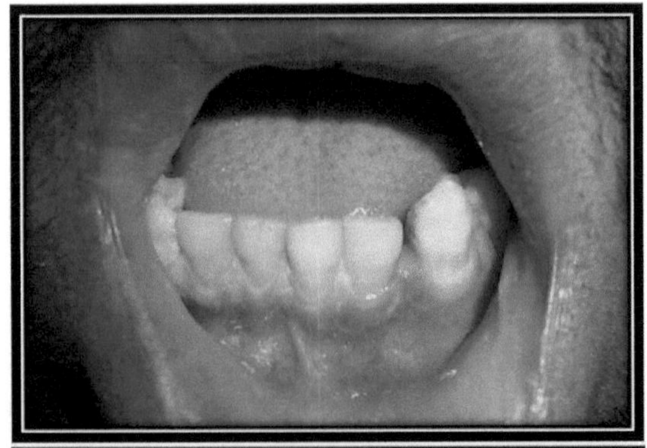

OCLUSÃO PRÉ-OPERATÓRIA

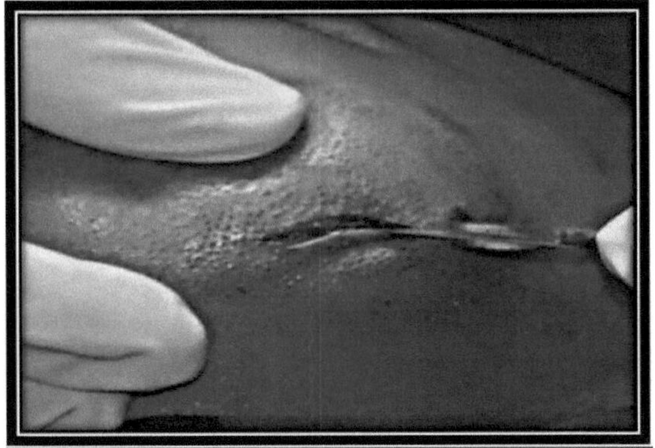

INCISÃO SUBMANDIBULAR

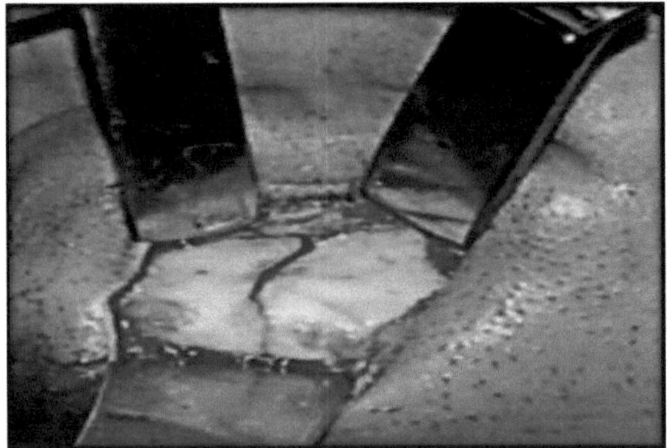

EXPOSIÇÃO DA LINHA DE FRACTURA

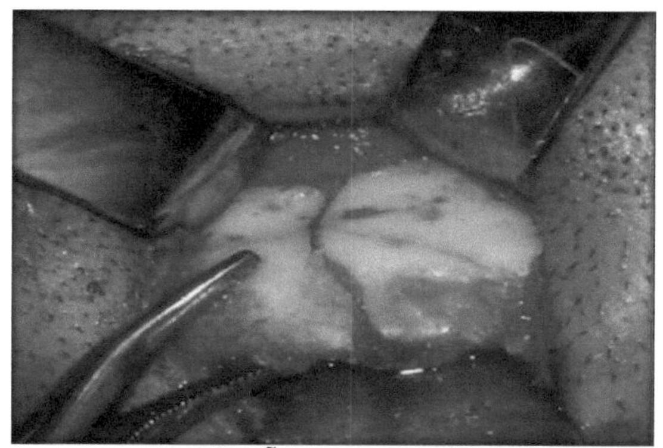

REDUÇÃO ALCANÇADA

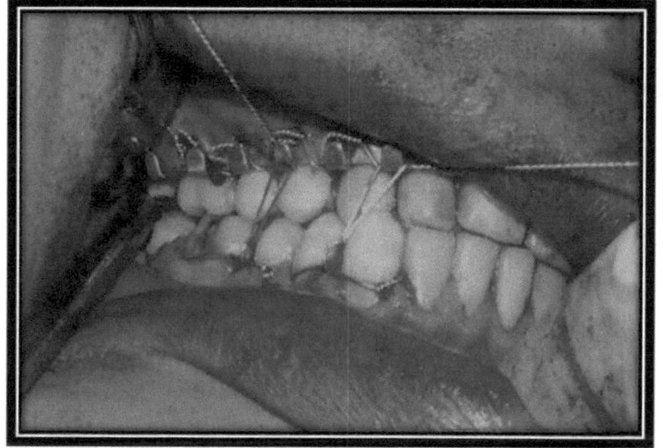

FMI FEITO

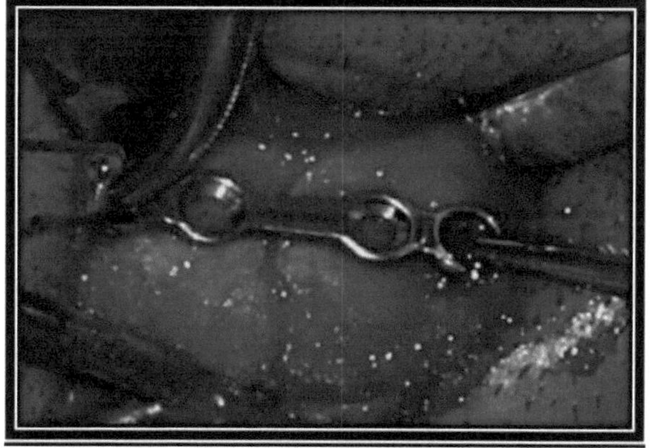

ADAPTAÇÃO E COLOCAÇÃO DA PLACA

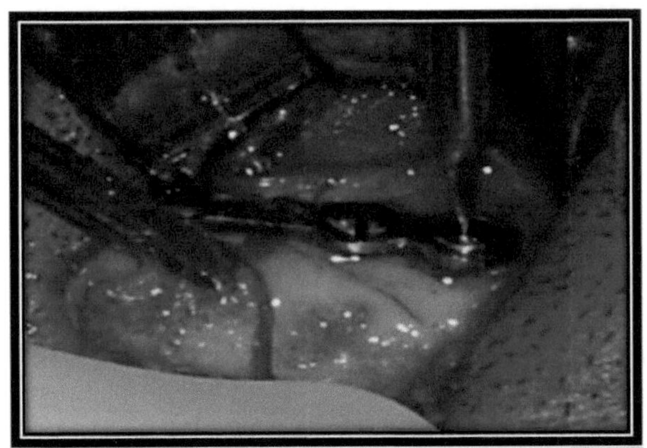

FIXAÇÃO COM PARAFUSO

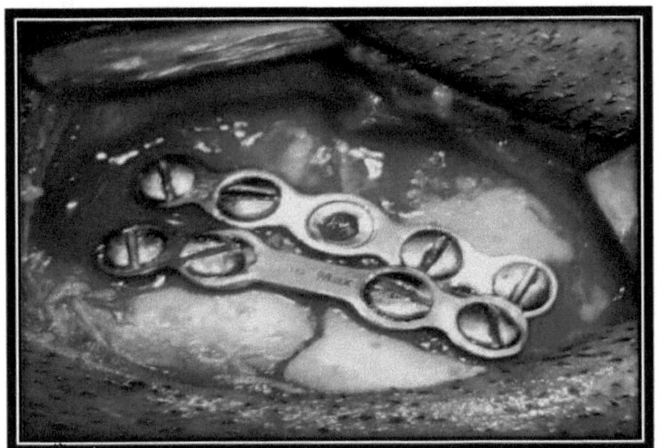

MINIPLACAS EM POSIÇÃO

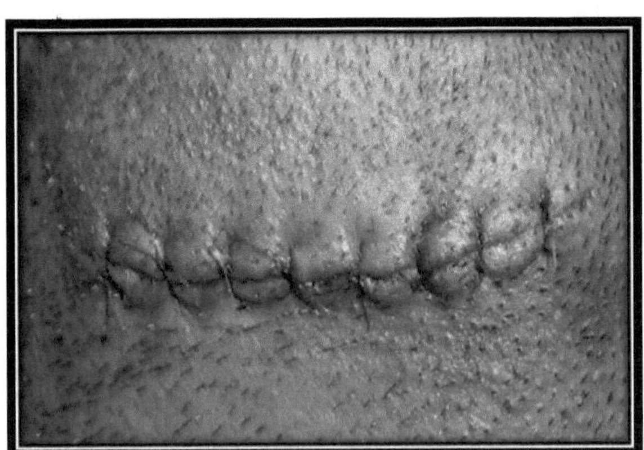

FECHO DA FERIDA

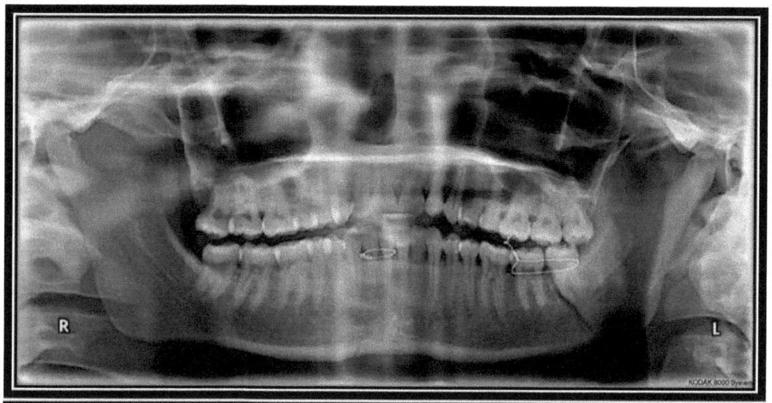

CASO DA SÉRIE OPG: FIXAÇÃO DE PLACAS REEMBOLSÁVEIS (pt. no. 7)
PRÉ-OPERATÓRIO PÓS-OPERAÇÃO

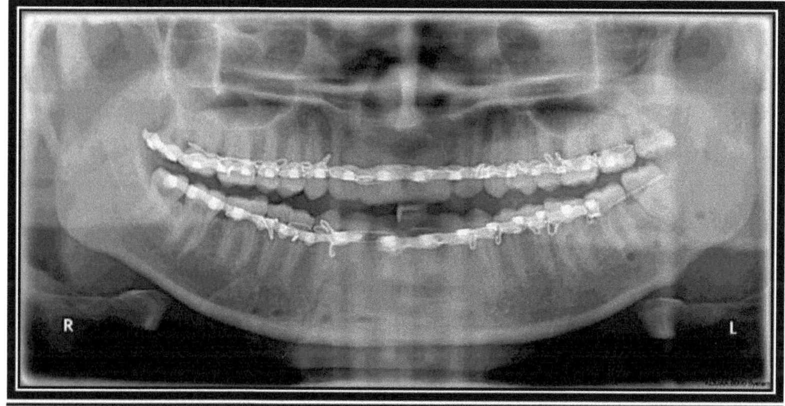

OPG SERIES CASE: FIXAÇÃO DE MINIPLACAS DE TITÂNIO (pt.no. 12)
PRÉ-OPERATÓRIO

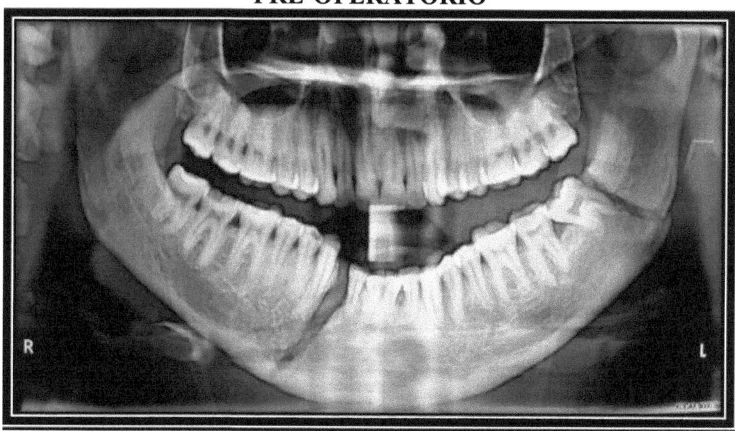

PÓS-OPERAÇÃO

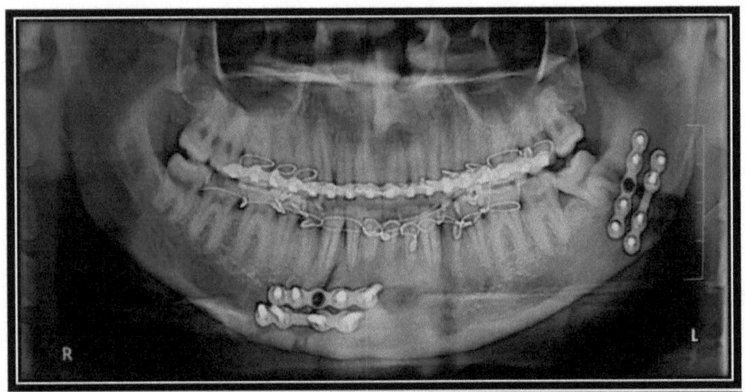

Capítulo 5
OBSERVAÇÕES E RESULTADOS

O presente estudo foi realizado em 20 doentes com 38 fracturas da mandíbula. Destas, 27 fracturas foram tratadas com placas bioabsorvíveis em 10 doentes e miniplacas de titânio em 10 doentes. As placas bioabsorvíveis utilizadas foram uma placa de 2,5 mm com 4 orifícios e uma placa de 2,5 mm com 4 orifícios contínua e parafusos de 7 mm, 8 mm e 10 mm de comprimento com o respetivo diâmetro, de acordo com as placas. As placas de titânio utilizadas foram de 2,5 mm e 2,0 mm com ou sem fenda e parafusos de 6 mm, 7 mm, 8 mm e 10 mm, respetivamente.

A distribuição por sexo dos doentes no presente estudo é apresentada na Tabela:1 e na Figura: 1 . O número máximo de doentes do sexo masculino foi de 90% (19 doentes), enquanto o número de doentes do sexo feminino foi de 10%
(1 paciente).

A Tabela: 2 e a Figura: 2 mostram a distribuição etária dos doentes no presente estudo. O máximo de doentes encontrava-se no grupo dos 21-25 anos (7 doentes, 35%).

As diferentes localizações anatómicas das fracturas da mandíbula mostradas na (Tabela: 3, Fig.: 3) revelaram que a parassínfise é o local mais comum de fratura (14 doentes, 36,84%), seguido do ângulo (10 doentes, 26,31%) e subcondilar (6 doentes, 15,78%).

O tipo de fratura no grupo de estudo, distribuído entre os grupos de bioreabsorvíveis e de titânio, é apresentado na (Tabela:4, Fig:4). No grupo de bioreabsorvíveis, 30% são fracturas simples e 70% são fracturas compostas, enquanto no grupo de titânio todas as fracturas (100%) são compostas.

A distribuição do número de fracturas em ambos os grupos de estudo, bioreabsorvível e titânio, é apresentada na (Tabela: 5, Fig: 5). Os doentes com fracturas em 2 locais anatómicos foram os mais frequentes, com uma percentagem de 80% (8 doentes) no grupo bioreabsorvível e 60% (6 doentes) no grupo titânio.

A distribuição dos doentes de acordo com a anestesia utilizada no tratamento da fratura é mostrada na (Tabela:6, Fig:6), segundo a qual 90% dos doentes em ambos os grupos foram tratados sob anestesia geral (9 doentes cada) e apenas um doente (10%) em ambos os grupos foi tratado sob anestesia local.

A adaptação das placas de acordo com o contorno da mandíbula é mostrada na (Tabela: 7, Fig: 7). No grupo da placa biresorvível, observou-se uma boa adaptação da placa, pressão digital em todos os 10 pacientes (100%), mas no caso do grupo da placa de titânio foi boa apenas em 8 pacientes (80%) e razoável em 2 pacientes (20%)

A redução dos segmentos fracturados mantidos com placas de ambos os grupos é mostrada na (Tabela: 8, Fig: 8). Foi conseguida uma boa redução da fratura em todos os 10 doentes do grupo bio-reabsorvível (100%), mas no grupo do titânio, foi conseguida uma boa redução em 8 doentes (80%) e razoável em 2 doentes (20%).

A estabilidade primária da fratura alcançada pelas placas em ambos os grupos é mostrada na (Tabela: 9, Fig: 9). No grupo das placas bio-reabsorvíveis, foi alcançada uma boa estabilidade primária em 7 doentes (70%) no intra-operatório e razoável em 3 doentes (30%). No grupo da placa de titânio, foi alcançada uma boa estabilidade em todos os 10 doentes (100%).

A quebra de parafusos no intra-operatório em ambos os grupos de estudo é mostrada na (Tabela: 10, Fig: 10). Apenas no grupo bio-reabsorvível se verificou em 5 doentes (50%), devido à sua propriedade inata e fraqueza em comparação com os parafusos de titânio.

O afrouxamento do parafuso intra-operatório em ambos os grupos de estudo é mostrado na (Tabela: 11, Fig: 11). No caso do grupo bio-reabsorvível, verificou-se em 2 doentes (20%). Não se registou nenhum afrouxamento do parafuso no grupo do titânio.

A dor pós-operatória e o edema presentes em ambos os grupos são mostrados em (Tabela:12, Tabela:13, Fig:12, Fig: 13) respetivamente. Apenas num doente do grupo do titânio a dor pós-operatória e o edema persistiram durante quase uma semana com sinais de infeção.

A duração do FMI mantido no pós-operatório em ambos os grupos é apresentada na (Tabela:14, Fig: 14). Principalmente no grupo bio-reabsorvível, o FMI foi mantido durante 4 semanas, devido à sua menor capacidade de contrariar as forças musculares e oclusais, exceto num doente em que foi mantido durante 5 semanas, uma vez que a redução adequada e a estabilidade dos segmentos da fratura não foram alcançadas no intra-operatório. No grupo do titânio, o FMI foi mantido durante 2 semanas, exceto num paciente, onde foi mantido durante 4 semanas, devido à presença de infeção e rejeição da placa, a placa foi removida.

A rejeição e a palpabilidade das placas em ambos os grupos são mostradas em (Tabela: 15, Tabela: 16, Fig: 15, Fig: 16) respetivamente. Apenas foi observada em 1 doente do grupo do titânio.

Nas observações radiográficas (OPG) efectuadas no pós-operatório imediato e nos acompanhamentos de rotina, para além da redução da fratura, a linha de fratura foi avaliada em vários parâmetros, por exemplo, desvio, disastase, ausência de alteração, sinal de osteogénese. O nível do bordo inferior da mandíbula foi acedido. No grupo bioabsorvível, a osteólise à volta dos orifícios perfurados foi verificada em OPGs de acompanhamento. Mais importante ainda, a visibilidade da linha de fratura foi avaliada em ambos os grupos, mostrando uma boa visibilidade no grupo bio-reabsorvível em comparação com o titânio, no qual era razoável.

TABELA:1: DISTRIBUIÇÃO POR SEXO DOS PACIENTES EM ESTUDO

SEXO	MACHO	FEMININO	TOTAL
N.º DE PACIENTES	19	1	20
PERCENTAGEM	95%	5%	100%

TABELA:2: DISTRIBUIÇÃO POR IDADE DOS DOENTES EM ESTUDO

IDADE GRUPO	FREQUÊNCIA	PERCENTAGEM
< = 20	2	10%
21-25	7	35%
26-30	4	20%
31-35	2	10%
36-40	2	10%
40-60	3	15%
TOTAL	20	100%

TABELA:3: DISTRIBUIÇÃO DA LOCALIZAÇÃO DA FRACTURA NOS PACIENTES EM ESTUDO

LOCALIZAÇÃO	NÃO. DE FRATURAS	PERCENTAGEM
SINFISE	3	7.89%
PARASÍFISE	14	36.84%
CORPO	1	2.63%
ÂNGULO	10	26.31%
SUBCONDILAR	6	15.78%
CONDYLAR	4	10.52%

TOTAL	38	100%

TABELA: 4: TIPO DE FRACTURA NOS GRUPOS DE ESTUDO BIOREABSORVÍVEL E DE TITÂNIO

	placa utilizada		Total
	bioreabsorvível	titânio	
tipo de fratura simples	3	0	3
	30.0%	.0%	15.0%
composto	7	10	17
	70.0%	100.0%	85.0%
Total	10	10	20
	100.0%	100.0%	100.0%

TABELA: 5: NÚMERO DE FRACTURAS EM BIOREABSORVÍVEIS E TITÂNIO
GRUPOS DE ESTUDO

	placa utilizada		Total
	bioreabsorvível	titânio	
n.º de fracturas 1	2	2	4
	20.0%	20.0%	20.0%
2	8	6	14
	80.0%	60.0%	70.0%
3	0	2	2
	.0%	20.0%	10.0%
Total	10	10	20
	100.0%	100.0%	100.0%

TABELA: 6: ANESTESIA UTILIZADA NOS GRUPOS DE ESTUDO DE BIOREABSORVÍVEIS E DE TITÂNIO

| | placa utilizada | | Total |
	Bioreabsorvível	titânio	
GA/LAGA	9	9	18
	90.0%	90.0%	90.0%
LA	1	1	2
	10.0%	10.0%	10.0%
Total	10	10	20
	100.0%	100.0%	100.0%

TABELA: 7: ADAPTAÇÃO DAS PLACAS EM BIOREABSORVÍVEL E TITÂNIO
GRUPOS DE ESTUDO

| | | placa utilizada | | Total |
		bioreabsorvível	titânio	
adaptação de	plategood	10	8	18
		100.0%	80.0%	90.0%
	justo	0	2	2
		.0%	20.0%	10.0%
Total		10	10	20
		100.0%	100.0%	100.0%

TABELA: 8: REDUÇÃO DE SEGMENTOS FRACTURADOS NOS GRUPOS DE ESTUDO DE BIOREABSORVÍVEIS E DE TITÂNIO

	placa utilizada	

		bioreabsorvível	titânio	Total
redução da alcançado	fratura boa	10 100.0%	8 80.0%	18 90.0%
	justo	0 .0%	2 20.0%	2 10.0%
Total		10 100.0%	10 100.0%	20 100.0%

TABELA: 9: ESTABILIDADE PRIMÁRIA DOS SEGMENTOS FRACTURADOS EM
GRUPOS DE ESTUDO DE BIOREABSORVÍVEIS E DE TITÂNIO

	placa utilizada		Total
	bioreabsorvível e	titânio	
Estabilidade primária de boa fratura alcançada	7 70.0%	10 100.0%	17 85.0%
justo	3 30.0%	0 0.0%	3 15.0%
Total	10 100.0%	10 100.0%	20 100.0%

TABELA: 10: ROTURA DE PARAFUSOS INTRA-OPERATORIAMENTE EM
GRUPOS DE ESTUDO DE BIOREABSORVÍVEIS E DE TITÂNIO

	placa utilizada		

		bioreabsorvível e	titânio	Total
Não quebra	parafuso	5 50.0%	10 100.0%	15 75.0%
	Sim	5 50.0%	0 .0%	5 25.0%
Total		10 100.0%	10 100.0%	20 100.0%

TABELA: 11: AFROUXAMENTO DE PARAFUSO INTRA-OPERATÓRIO EM GRUPOS DE ESTUDO DE BIOREABSORVÍVEIS E DE TITÂNIO

		placa utilizada		Total
		bioreabsorvível e	titânio	
afrouxamento parafuso	de não	8	10	18
		80.0%	100.0%	90.0%
	sim	2	0	2
		20.0%	.0%	10.0%
Total		10	10	20
		100.0%	100.0%	100.0%

<u>**CRITÉRIOS PÓS-OPERATÓRIOS**</u>
<u>**TABELA: 12: DOR EM DIAS PRESENTE NOS GRUPOS DE ESTUDO BIOREABSORVÍVEL E DE TITÂNIO**</u>

	placa utilizada	Total

	bioreabsorvível	titânio	
dor nos dias 1	3	5	8
	30.0%	50.0%	40.0%
2	7	4	11
	70.0%	40.0%	55.0%
7	0	1	1
	.0%	10.0%	5.0%
Total	10	10	20
	100.0%	100.0%	100.0%

TABELA: 13: EDEMA EM DIAS PRESENTE NOS GRUPOS DE ESTUDO BIOREABSORVÍVEL E DE TITÂNIO

		placa utilizada		Total
		bioreabsorvível	titânio	
edema em	dias1	3	5	8
		30.0%	50.0%	40.0%
	2	7	4	11
		70.0%	40.0%	55.0%
	5	0	1	1
		.0%	10.0%	5.0%
Total		10	10	20
		100.0%	100.0%	100.0%

TABELA: 14: DURAÇÃO DA IMF, EM SEMANAS, EM PRODUTOS BIOREABSORVÍVEIS & GRUPOS DE ESTUDO DO TITÂNIO

		placa utilizada		
		bioreabsorvível e	titânio	Total
duração do FMI em 2 semanas	0	0 .0%	9 90.0%	9 45.0%
	4	9 90.0%	1 10.0%	10 50.0%
	5	1 10.0%	0 .0%	1 5.0%
Total		10 100.0%	10 100.0%	20 100.0%

TABELA: 15: REJEIÇÃO DE PLACAS BIOREABSORVÍVEIS E DE TITÂNIO
GRUPOS DE ESTUDO

		placa utilizada		
		bioreabsorvível	titânio	Total
rejeição não		10 100.0%	9 90.0%	19 95.0%
	sim	0 .0%	1 10.0%	1 5.0%
Total		10	10	20

		100.0%	100.0%	100.0%

TABELA: 16: PALPABILIDADE DA PLACA EM GRUPOS DE ESTUDO BIOREABSORVÍVEIS E DE TITÂNIO

		placa utilizada		Total
		bioreabsorvível e	titânio	
placa de palpação	de não	10	9	19
		100.0%	90.0%	95.0%
	sim	0	1	1
		.0%	10.0%	5.0%
Total		10	10	20
		100.0%	100.0%	100.0%

CRITÉRIOS RADIOGRÁFICOS
TABELA: 17: VISIBLIDADE DA LINHA DE FRACTURA NO OPG EM GRUPOS DE ESTUDO BIOREABSORVÍVEIS E DE TITÂNIO

		placa utilizada		
		bioreabsorvível e	titânio	Total
visibilidade da fratura boa linha		10 100.0%	0 .0%	10 50.0%
	justo	0 .0%	10 100.0%	10 50.0%
Total		10 100.0%	10 100.0%	20 100.0%

DISTRIBUIÇÃO POR SEXO DOS PACIENTES EM ESTUDO

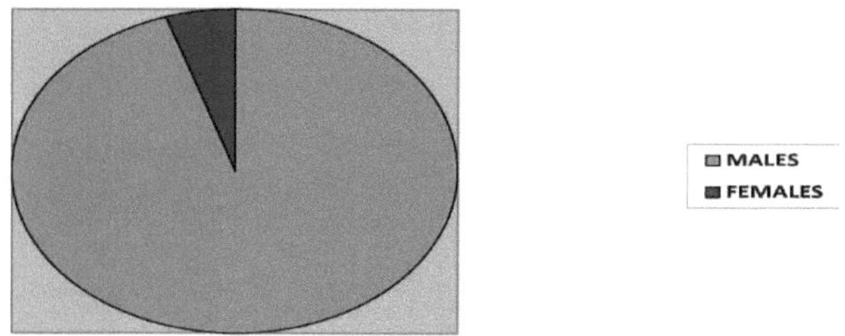

DISTRIBUIÇÃO ETÁRIA DOS DOENTES EM ESTUDO

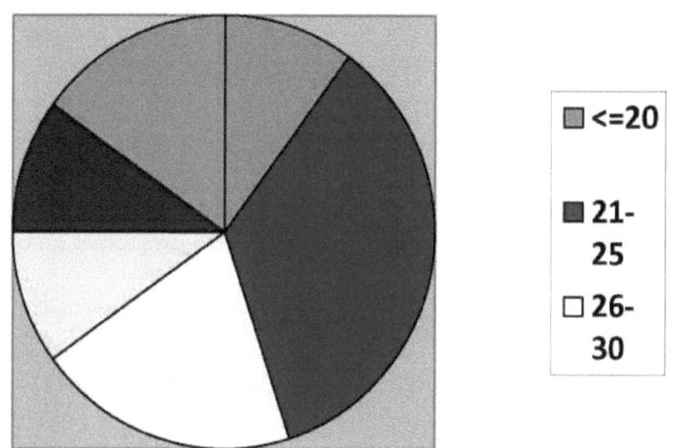

DISTRIBUIÇÃO DA LOCALIZAÇÃO DA FRACTURA EM DOENTES COM MENOS DE ESTUDO

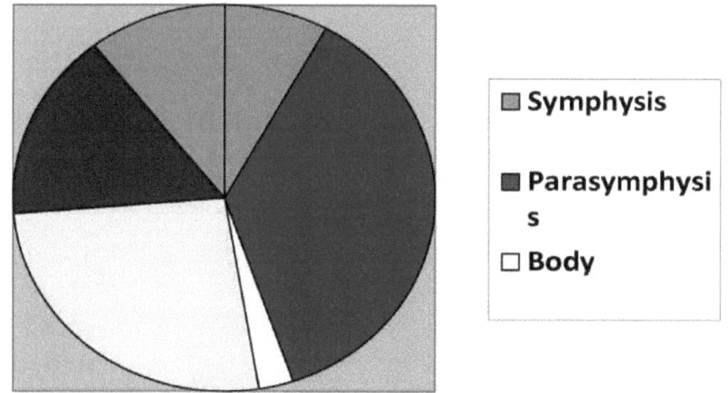

TIPO DE FRACTURA NOS GRUPOS DE ESTUDO BIOREABSORVÍVEL E DE TITÂNIO

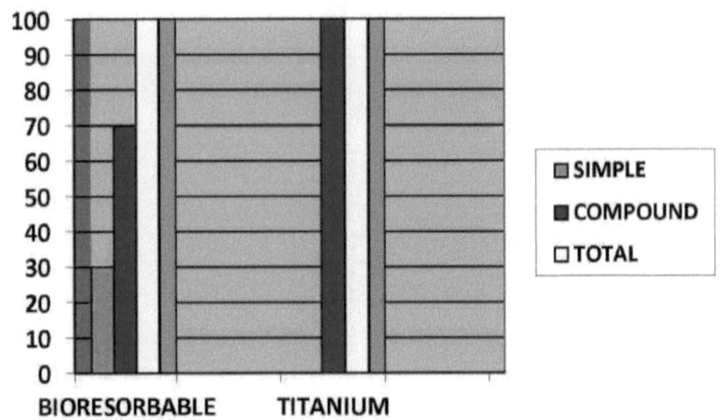

NÚMERO DE FRACTURAS NOS
GRUPOS DE ESTUDO BIOREABSORVÍVEL E DE TITÂNIO

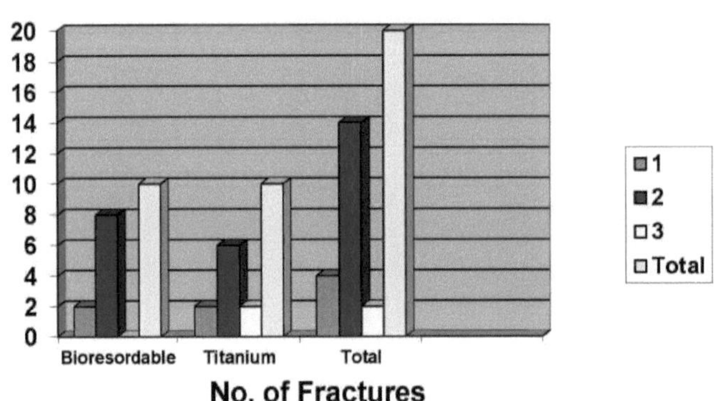

ANESTESIA UTILIZADA NOS GRUPOS DE ESTUDO DE
BIOREABSORVÍVEIS E DE TITÂNIO

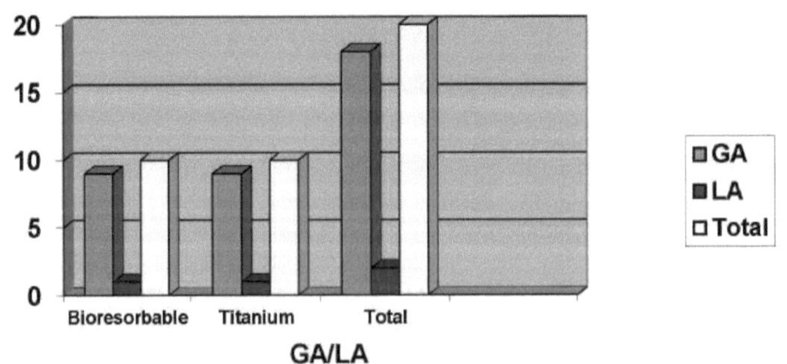

ADAPTAÇÃO DE PLACAS EM
GRUPOS DE ESTUDO DE BIOREABSORVÍVEIS E DE TITÂNIO

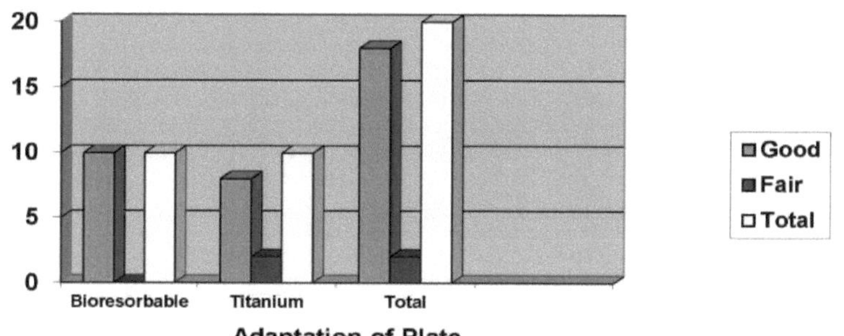

REDUÇÃO DE SEGMENTOS FRACTURADOS EM
GRUPOS DE ESTUDO DE BIOREABSORVÍVEIS E
DE TITÂNIO

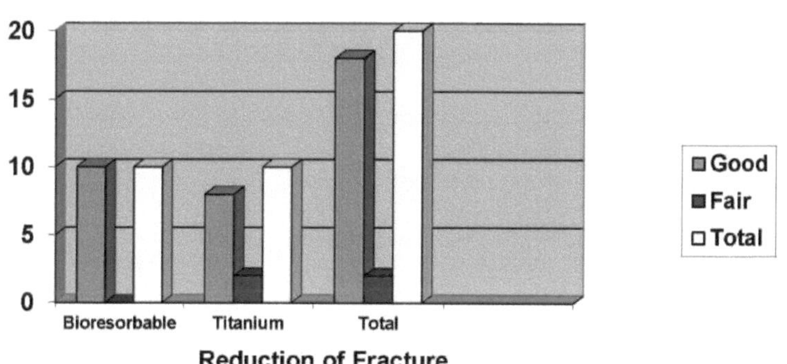

ESTABILIDADE PRIMÁRIA DE SEGMENTOS FRACTURADOS EM
GRUPOS DE ESTUDO DE BIOREABSORVÍVEIS
E DE TITÂNIO

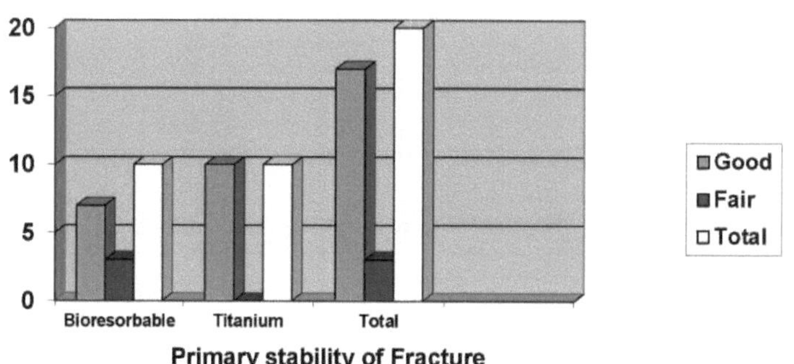

QUEBRA DE PARAFUSOS NO INTRA-OPERATÓRIO EM

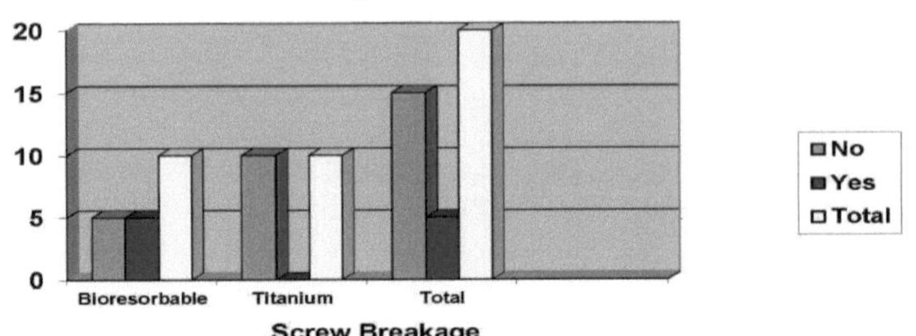

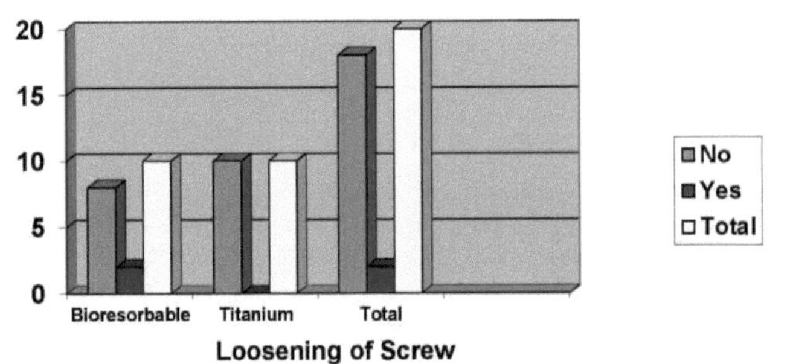

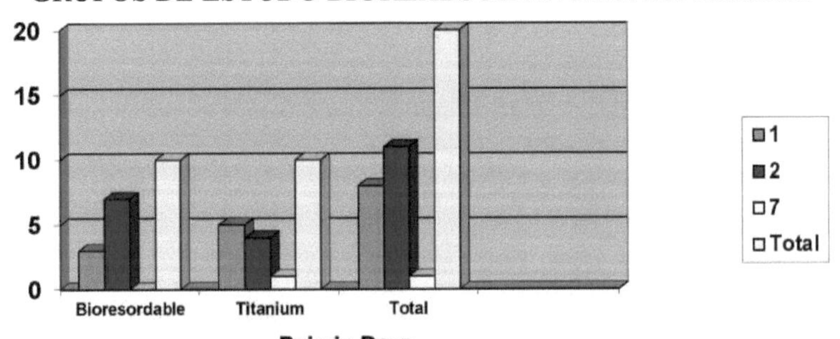

EDEMA EM DIAS PRESENTE NOS
GRUPOS DE ESTUDO BIOREABSORVÍVEL E DE TITÂNIO

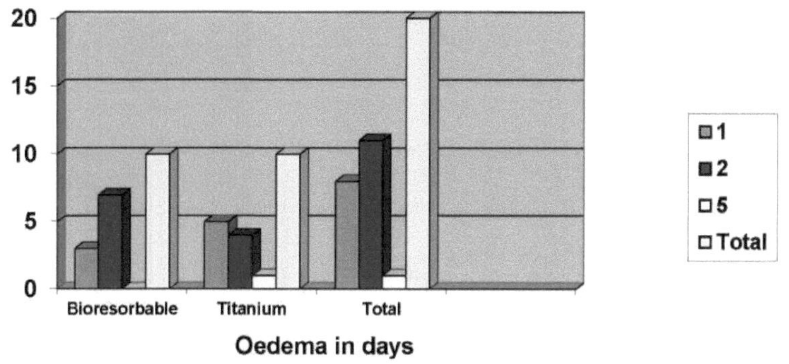

DURAÇÃO DA IMF EM SEMANAS NOS GRUPOS DE ESTUDO BIOREABSORVÍVEL E DE TITÂNIO

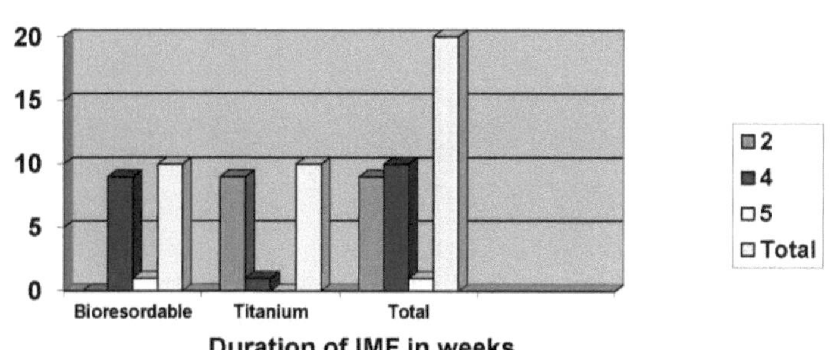

REJEIÇÃO DA PLACA NOS GRUPOS DE ESTUDO BIOREABSORVÍVEL E DE TITÂNIO

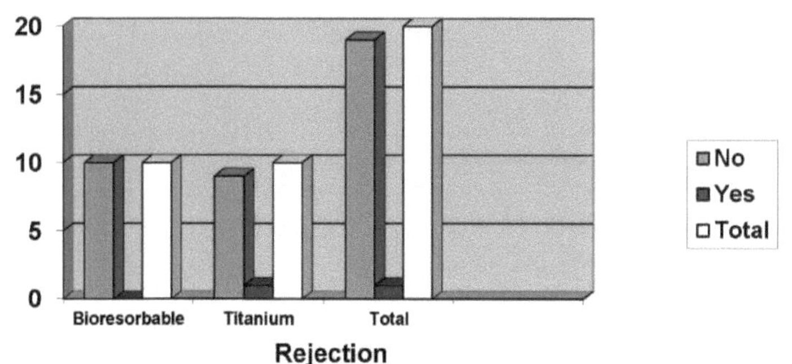

PALPABILIDADE DA PLACA NOS GRUPOS DE ESTUDO BIOREABSORVÍVEL E DE TITÂNIO

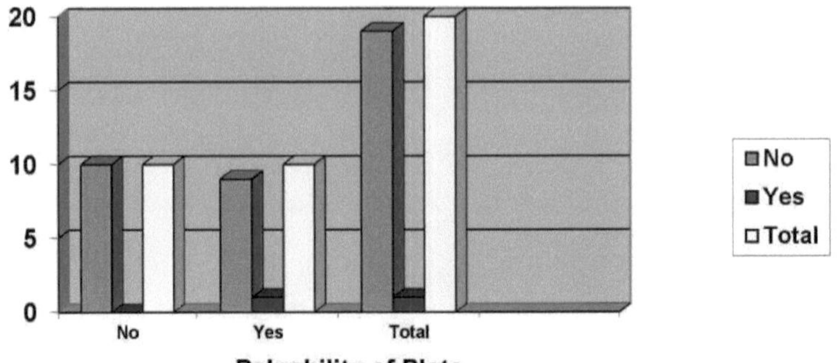

CRITÉRIOS RADIOGRÁFICOS

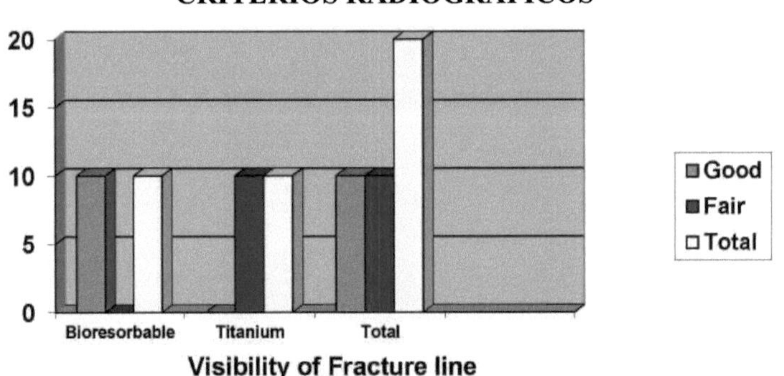

**VISIBLIDADE DA LINHA DE FRACTURA NO OPG EM
GRUPOS DE ESTUDO DE BIOREABSORVÍVEIS E
DE TITÂNIO**

Capítulo 6
DISCUSSÃO

Embora os materiais biocompatíveis, como o titânio, sejam geralmente utilizados para a osteossíntese, apresentam algumas desvantagens, como a libertação de iões metálicos, a acumulação em alguns órgãos e a continuação do estímulo mecânico. Por isso, em muitos casos, as miniplacas são removidas o mais cedo possível após a cicatrização óssea. Foi desenvolvido um sistema de miniplacas para promover a osteossíntese utilizando **poli-L-lactídeo (PLLA)**, que é um polímero bioabsorvível forte, e aplicado à cirurgia oral e maxilofacial[56] .

As técnicas e os materiais utilizados para a fixação interna do esqueleto maxilofacial continuam a evoluir e a melhorar. Atualmente, estão disponíveis vários sistemas de fixação de placas e parafusos reabsorvíveis para utilização no esqueleto maxilofacial. Estes sistemas permitem uma fixação inicial estável de segmentos ósseos durante a fase de cicatrização óssea, sendo depois reabsorvidos gradualmente através de processos fisiológicos. A vantagem é que não ficam implantes permanentes que possam afetar o crescimento facial, criar artefactos de imagem ou ser susceptíveis de infeção e extrusão[59] .

Os materiais biodegradáveis têm sido objeto de investigação constante há mais de três décadas. Idealmente, o material utilizado para a fixação de fracturas e osteotomias não deve ser tóxico, carcinogénico, teratogénico, mutagénico, alergénico ou imunogénico. Pelo contrário, este material deve ser biocompatível, causando apenas reacções locais mínimas nos tecidos e sem reacções sistémicas. Deve proporcionar estabilidade suficiente para permitir a consolidação de fracturas ou osteotomias sem afetar negativamente a cicatrização óssea e a resistência óssea. Deve também ser fácil de manusear, não deve interagir com as técnicas de imagiologia pós-operatória (tomografia computorizada [TC] e ressonância magnética (RM) ou radioterapia pós-operatória) e deve desaparecer naturalmente quando já não for necessário.

Cutright et al, Cutright Hunsuck e **Getter et al** foram os primeiros investigadores a apresentar resultados experimentais, no início da década de 1970. Nos seus estudos-piloto, os dispositivos não eram suficientemente fortes para serem utilizados sem fixação maxilomandibular (MMF) nem suficientemente pequenos para serem utilizados no esqueleto craniofacial sem efeitos adversos, pelo que os primeiros resultados não foram muito promissores e a investigação neste domínio cessou, em certa medida, no final da década de 1970. No final da década de 1980, um número crescente de grupos de investigação em todo o mundo dedicou-se à investigação neste domínio, tendo os primeiros resultados experimentais e clínicos relevantes sido publicados na última década. Estes resultados demonstraram que os materiais **bio-reabsorvíveis se tornaram** fiáveis e adquiriram uma qualidade tal que estão finalmente a ser utilizados por rotina.

REVISÃO HISTÓRICA[57]

A utilização de materiais bio-reabsorvíveis em cirurgia óssea começou há quase quatro décadas. O uso de placas e parafusos bioabsorvíveis na fixação de fragmentos ósseos maxilofaciais foi relatado pela primeira vez por Kulkarni et al. em 1966. Vários estudos experimentais foram realizados ao longo dos anos para avaliar a possibilidade de aplicações clínicas, principalmente em fracturas mandibulares experimentais e em fracturas de blow-our.

Passaram mais de 20 anos até que as primeiras séries clínicas maxilofaciais fossem publicadas. Os primeiros relatórios referiam-se à fixação de fracturas zigomáticas com placas e parafusos de poli-L-lactida (PLLA) moldados por fusão. As placas e os parafusos de PLLA também foram utilizados para a estabilização de osteotomias de acesso mandibular em pacientes de carreira. No entanto, vários anos após a cirurgia, foi observada uma reação de corpo estranho que causou inchaço microscópico, necessitando de remoção cirúrgica. Foram publicados alguns relatórios sobre a utilização de membranas e lâminas bioreabsorvíveis de ácido poliláctico (PLA), polidiozanona (DS) ou ácido poliglicólico (PGA) na reparação de fracturas do pavimento orbital.

MATERIAIS ACTUALMENTE UTILIZADOS[57]

Os materiais utilizados para a fratura biodegradável são dispositivos comuns e polímeros de elevado peso molecular. Atualmente, os materiais utilizados são os poli-a-hidroxiácidos. Polímeros e copolímeros de PLA, PGA e PDS. Estes materiais degradam-se em meio aquoso em monómeros, que são metabolizados e excretados pelos pulmões sob a forma de dióxido de carbono e água. A degradação é mais rápida in vivo do que in vitro, em parte porque as enzimas celulares a aumentam. Infelizmente, a composição química ou a caraterização, ou ambas, não foram bem comunicadas em muitos dos primeiros estudos e, quando disponíveis, as taxas de degradação variaram em diferentes estudos devido às diferentes propriedades (peso molecular, cristalinidade, pureza) dos materiais e também devido aos seus diferentes tamanhos e formas.

Uma variedade de materiais de osteossíntese, tais como material de sutura, fios de aço inoxidável e pinos esqueléticos, tem sido utilizada para a fixação de fragmentos ósseos. Estes materiais requerem intermaxialmente a consolidação óssea. Para evitar a fixação intermaxilar, foram desenvolvidos métodos de fixação rígidos e semi-rígidos utilizando placas e parafusos. Atualmente, a maioria dos cirurgiões orais e maxilofaciais utiliza placas de titânio, tais como placas de reconstrução, placas de compressão, miniplacas e microplacas, para a fixação de fragmentos ósseos. No campo da ortopedia, tem sido referido que a fixação rígida de placas metálicas priva o osso dos padrões normais de tensão e impede a rápida formação de um calo primário. Áreas de reabsorção sob a placa podem levar a um desarranjo na estrutura de um osso inteiro, osteoporose, atrofia óssea ou refractura. Placas volumosas podem causar desconforto subjetivo, como por exemplo, dores térmicas

8senilidade. **Kim et al.** relataram a destruição local macroscópica e microscópica de tecidos duros e moles perto de miniplacas de titânio. As placas podem causar mais danos nos tecidos se permanecerem no local durante muito tempo, pelo que são normalmente removidas após a consolidação óssea.

Para evitar a remoção secundária das placas, foram desenvolvidos sistemas de placas biobsorvíveis. Foram desenvolvidas e utilizadas placas multijogador de poli-l-láctido auto-reforçadas, tanto a nível experimental como clínico. Existem vários relatos da utilização de placas bioabsorvíveis em cirurgia ortognática e para a fixação de fracturas. No entanto, ao contrário dos sistemas de placas metálicas, os sistemas de placas biodegradáveis não têm sido utilizados em larga escala para a fixação de fracturas mandibulares[58] .

Os três materiais mais utilizados para sistemas de placas reabsorvíveis são o ácido poliglicólico, o ácido poli-L-lático, copolímeros destes dois e o sulfato de poli-dioxanona. Estes materiais foram inicialmente utilizados como materiais de sutura, mas a sua utilização foi entretanto alargada a muitos domínios da cirurgia devido às suas vantagens em relação à placa metálica e ao parafuso. Para além da palpabilidade ou, por vezes, da visibilidade, os sistemas de fixação metálicos são dificultados pela sensibilidade à temperatura e pela interferência com as imagens radiográficas. Além disso, a fixação de placas rígidas pode provocar uma proteção excessiva contra o stress, o que leva ao conhecido efeito de atrofia do osso cortical e à necessidade de uma operação posterior para a sua remoção. Os implantes bioabsorvíveis transferem gradualmente a carga para o osso de aquecimento à medida que reabsorvem. A proteção contra o stress e a osteopenia observadas com implantes metálicos são raramente observadas com implantes biodegradáveis[59] .

A principal razão para a restrição da utilização de dispositivos biodegradáveis foi a sua fragilidade mecânica. As exigências físicas dos dispositivos de fixação obsorvíveis são a rigidez adequada, a estabilidade apropriada e a degradação completa sem quaisquer complicações. Os implantes degradáveis não reforçados carecem de resistência mecânica e rigidez suficientes para proporcionar uma fixação interna segura das fracturas mandibulares. As placas e os parafusos de PLLA não reforçados têm sido utilizados na fixação de fracturas com pouca carga, como as fracturas zigomáticas[59] .

O principal modo de degradação dos biomateriais de PLLA é a hidrólise. A reação dos tecidos resulta da incapacidade de absorver os produtos de degradação associados à hidrólise rápida. Em comparação com o PLLA, o ácido poliglicólico sofre uma hidrólise mais rápida e, por conseguinte, provoca reacções inflamatórias mais elevadas. Por este motivo. O PLLA perde uma certa resistência durante mais tempo. O tempo de degradação do PLLA é de até 6 anos, com uma perda de resistência mecânica dos dispositivos SR -PLLA após aproximadamente 36 semanas[59] .

Os recentes avanços na tecnologia dos biomateriais levaram ao desenvolvimento de polímeros reabsorvíveis compostos por unidades monoméricas que estão naturalmente presentes no corpo.

As vantagens do material de osteossíntese bioreabsorvível são :-
- Evitando a necessidade de remoção do implante.
- Minimizar o risco de complicações através da permanência do hardware.
- Menor interferência no crescimento craniofacial em crianças e radioterapia pós-operatória.
- Sem perturbações na imagiologia pós-operatória
- Sem sensibilidade em tempo frio
- Transferência gradual da tensão para o osso, e
- A facilidade de colocação de implantes dentários ultrapassa claramente

as possíveis complicações dos sistemas modernos disponíveis no mercado. A ciência dos polímeros está a chegar a um ponto em que o trabalho puramente experimental em protótipos está a ser substituído por um número crescente de relatórios clínicos que utilizam produtos disponíveis no mercado.

As complicações precoces com material biodegradável são atribuídas a uma técnica inadequada, enquanto as complicações tardias estão relacionadas com a composição bioquímica do material. Uma das excepções a esta regra pode ser o aparecimento tardio de edema dos tecidos moles, que pode dever-se em parte a uma cobertura inadequada dos tecidos moles sobre os implantes.

As causas do inchaço dos tecidos moles no decurso da degradação não são geralmente bem compreendidas. Foram propostas duas teorias de patogénese:

A primeira é a espessura inadequada dos tecidos moles à volta dos implantes e, consequentemente, a fraca absorção dos produtos de degradação.

Em segundo lugar, o aumento súbito dos produtos de degradação, possivelmente causado por um traumatismo secundário mínimo despercebido no local de implantação, que provoca a desintegração dos materiais implantados e a dispersão dos polímeros no tecido adjacente, sobrecarregando assim os mecanismos locais de depuração.

Os dispositivos bioreabsorvíveis devem ser implantados em zonas bem vascularizadas. Devem estar o mais afastados possível da pele ou das superfícies corporais. Deve ser utilizado o mínimo de material possível, uma vez que o material remanescente representa uma carga para os tecidos circundantes para reabsorção. As células inflamatórias, incluindo macrófagos e células gigantes, acompanham a biorreabsorção do implante e fazem parte do processo de eliminação. A inflamação manifestada clinicamente

As reacções de reação a biomateriais são raras, ocorrendo em menos de 1% dos casos. Estas reacções podem tornar-se clinicamente aparentes como tractos sinusais ou inchaço que podem ou não necessitar de tratamento cirúrgico ativo para além da irrigação ou excisão parcial. No entanto, estas reacções não interferem com a cicatrização óssea.   Em 1989, Barry L. Emppley realizou

O Dr. Giuseppe Böhm, autor de estudos em animais sobre dispositivos de fixação absorvíveis, foi um dos primeiros a aplicá-los em seres humanos em 1993. Em 1993, registou-se uma explosão na utilização desta tecnologia em casos de fixação de craniomaxilares.

De acordo com **Eppley,** estas placas devem ser utilizadas na face, que não tem outros ossos móveis para além da mandíbula. Defendeu a utilização de placas e parafusos bioreabsorvíveis nas fracturas faciais pediátricas. O doente pediátrico com traumatismo facial apresenta várias considerações diferentes que não estão presentes no adulto. Em primeiro lugar, o doente pediátrico tem a enorme vantagem de uma capacidade acelerada de cicatrização num período de tempo muito curto, com poucas complicações, auxiliada por tecidos bem vascularizados da face. Em segundo lugar, através da ajuda do crescimento e de uma capacidade inerente de adaptação, a recuperação dos tecidos e funções orofaciais danificados é muito melhor do que nos adultos. Apesar destas vantagens, existem certas distinções no doente pediátrico com traumatismo facial que devem ser consideradas. Isto inclui uma apreciação das características únicas e da anatomia da face imatura em desenvolvimento, o padrão diferente de lesão facial de certas exposições de risco de trauma que ocorrem no paciente pediátrico e as potenciais implicações de crescimento das estruturas faciais traumatizadas que tornam importante o acompanhamento a longo prazo destes pacientes[26].

As placas e parafusos reabsorvíveis podem ser um método de fixação eficaz em crianças nos períodos de dentição primária e mista. As pontas rombas dos parafusos e a sua eventual reabsorção não oferecem essencialmente qualquer risco para o desenvolvimento de dentes e estruturas nervosas ou para o crescimento facial em curso e eliminam a retenção de corpos estranhos a longo prazo[26]. Estes proporcionam uma estabilidade adequada e uma rápida cicatrização óssea dos jovens quando utilizados para a fixação de fracturas da região dentária da mandíbula, ou no método de fixação maxilomandibular com ancoragem óssea ou nas regiões superior e média da face que suportam muito pouca carga.

Uma vez que os ossos de uma criança ainda estão a crescer, "um osso em crescimento confere à utilização de dispositivos de fixação absorvíveis o seu maior apelo".

De acordo com George Wiley, os dispositivos de fixação metálica podem tornar-se locais de colonização para agentes patogénicos, conduzindo possivelmente à infeção do doente que, mais tarde, se torna imunocomprometido[27].

Entre os cirurgiões ortopédicos, a utilização mais popular dos dispositivos de fixação absorvíveis é provavelmente a fixação de ligamentos e tendões ao osso, particularmente no enxerto do ligamento cruzado anterior e posterior.

Kumar at al sugeriu que as placas bio-reabsorvíveis são uma opção atractiva na cirurgia plástica pediátrica e craniofacial[28].

Barry L Eppley descobriu que é um método de fixação eficaz para fracturas faciais em crianças no período da dentição primária e secundária. Os pacientes pediátricos com traumatismo facial apresentam várias considerações diferentes que não estão presentes no adulto. Em primeiro lugar, o doente pediátrico tem a enorme vantagem de uma capacidade acelerada de cicatrização num período de tempo muito curto, com poucas complicações, auxiliado pelos tecidos bem vascularizados da face, através da assistência ao crescimento e de uma capacidade inerente de adaptação, a recuperação dos tecidos orofaciais danificados e da função é muito melhor do que nos adultos.

Imola et al determinaram a eficácia a longo prazo da fixação de placas reabsorvíveis em pacientes pediátricos submetidos a cirurgia para anomalias congénitas, deformidades traumáticas ou tumores da base do crânio e concluíram que as placas bioreabsorvíveis podem ser utilizadas em fracturas e reposicionamento segmentar em áreas de baixa tensão e sem carga do esqueleto craniofacial médio e superior[29].

De acordo com **Peltoniemi & colaboradores**, estes podem ser utilizados em áreas craniofaciais menos carregadas, especialmente em áreas com uma cobertura suave muito fina[29].

A taxa de complicações a curto e a longo prazo na fixação de uma fratura zigomática foi estudada por **Enislidis et al.** e verificou-se que o material não tem efeitos adversos importantes a longo prazo para além do tempo total de reabsorção do material. Registaram uma taxa de complicações a curto prazo de 22,8% e uma taxa de complicações a longo prazo de 9,4%. Todas as complicações associadas ao material biodegradável foram resolvidas através da utilização de procedimentos cirúrgicos menores ou de medidas conservadoras[30,31] .

George et al fixaram com sucesso fracturas zigomáticas com osteossíntese biosorb Fx, considerando-as simples e seguras. Segundo estes autores, a aceitação cirúrgica dos materiais biodegradáveis ainda é dificultada pelo facto de o manuseamento intra-operatório não ser tão simples como o dos dispositivos de fixação metálicos[30,31] .

Rudolf et al trataram doentes com fracturas zigomáticas instáveis com placas e parafusos reabsorvíveis de poli [L-lactido] [PLLA] e concluíram que a cicatrização pós-operatória da ferida decorreu sem problemas em todos os casos. Não houve sinais de inflamação ou reação de corpo estranho com base nas avaliações clínicas e radiográficas, todas as fracturas cicatrizaram satisfatoriamente; não ocorreu qualquer deslocamento e não foi detectada qualquer diplopia ou restrição do movimento do globo ocular[32] .

Cheung, Chow & Chiu realizaram um ensaio clínico aleatório e observaram que não havia diferença significativa nos parâmetros clínicos subjectivos, como o desconforto da ferida, a estabilidade clínica dos segmentos da osteotomia e a palpabilidade da placa.

Do mesmo modo, os parâmetros objectivos, incluindo a deiscência da ferida, a taxa de infeção, a exposição da placa, a ocorrência de trato sinusal e a palpabilidade avaliada, não revelaram qualquer diferença significativa quando utilizados em osteotomias[33] .

Landes & Kriener utilizaram estas placas bioreabsorvíveis em osteotomias de fenda sagital e afirmaram que funcionam como o titânio na fixação para cirurgia ortognática e não impõem um aumento da morbilidade clínica[34] .

Ikka Kellela e colaboradores utilizaram parafusos lag-screw SR PLLA para estabilizar fracturas mandibulares anteriores e verificaram que a consolidação de todas as fracturas anteriores decorreu sem problemas, sem deslocamento ou atraso na união óssea. Não foram observadas reacções adversas aos parafusos biodegradáveis durante o acompanhamento da osteossíntese com parafusos lag e a compressão interfragmentária é o principal fator de estabilização destas fracturas[35] .

Pelo contrário, Markwell & colaboradores, na sua análise computorizada, concluíram que têm uma resistência e rigidez adequadas para a sua aplicação bem sucedida na fixação rígida de fracturas do ângulo mandibular.

Ylikontiola et al sugeriram que estas são fiáveis para a fixação interna de fracturas mandibulares anteriores em adultos, desde que haja uma cobertura adequada dos tecidos moles e, se ocorrer a exposição da placa, a parte exposta deve ser excisada após a consolidação da fratura[36] .

Suzuki e colaboradores utilizaram parafusos de retração PLLA em pacientes que tinham sofrido uma fratura do côndilo mandibular. Após um acompanhamento de 3 anos, verificaram que a cicatrização óssea era satisfatória em todos os doentes e não havia evidência de reabsorção anormal do processo condilar.

Kontio et al realizaram um estudo experimental sobre a resposta do tecido perimplantar com implantes biodegradáveis de polidioxanona e poli [L/D] Lactídeo no tratamento de fracturas da parede orbital e concluíram que estes podem suportar o conteúdo orbital durante tempo suficiente para dar lugar ao crescimento ósseo sobre o defeito da parede[37].

Os recentes avanços nos dispositivos bioreabsorvíveis introduziram trajectórias que não requerem perfuração. Isto pode ajudar a reduzir o tempo de operação e, consequentemente, os custos.

Serki e colaboradores efectuaram um estudo para demonstrar a viabilidade de um novo método de osteofixação do osso craniano utilizando calhas e placas bioreabsorvíveis em vez de parafusos. Os trilhos não necessitaram de qualquer procedimento de rosca e foram aplicados utilizando uma pistola aplicadora especial durante a cirurgia, tendo sido obtida uma fixação estável e segura. O resultado cosmético foi excelente e não foram detectadas complicações. Pensa-se que o método é fiável e pode ajudar a reduzir o tempo operatório[38].

Pat Ricadle e colaboradores analisaram a resistência de placas de titânio e reabsorvíveis para fixação interna num modelo de mandibulotomia[39].

A fixação interna utilizando placas e parafusos de titânio é o método mais comum de estabilização, mas estes têm o potencial de interferência com a radioterapia. Verificaram que o sistema de titânio apresentava uma maior resistência à deformação de uma carga vertical do que os grupos de placas reabsorvíveis.

Historicamente, a correção cirúrgica das discrepâncias transversais maxilares tem sido passível de recidivas adversas. Isto deve-se, em parte, à impossibilidade de colocar uma placa na abóbada palatina, uma vez que qualquer infeção exigiria uma nova osteotomia para remover a placa infetada. A introdução de dispositivos de fixação óssea reabsorvíveis de ácido ply-L-lático/poliglicólico permitiu a colocação de uma placa através da abóbada palatina. No entanto, nenhum estudo confirmado avaliou completamente a estabilidade da expansão maxilar utilizando placas reabsorvíveis, mas alguns estudos indicaram que este tipo de fixação proporciona uma estabilidade aceitável para outros procedimentos de osteotomia. A fixação da abóbada palatina poderia, de forma viável, proporcionar estabilidade transversal e redução da recidiva sem a possibilidade de ocorrência de infeção.

O metabolismo dos polímeros de PGA ocorre principalmente por hidrólise. As moléculas individuais de ácido glicólico são metabolizadas no ciclo do ácido cítrico e, por fim, eliminadas pela respiração como dióxido de carbono. Os materiais de polilactida são reduzidos a moléculas de Lactato, que são os metabolitos normais formados pelo metabolismo anaeróbico da glicose e do glicogénio. As moléculas de Lactato também são metabolizadas e acabam por ser eliminadas através da respiração.

Vários estudos mostram que as placas se reabsorvem suficientemente devagar para permitir a cicatrização completa do osso. **Suuronen & colegas** verificaram que, após 24 semanas in vivo, estas placas apresentavam mais de metade das suas propriedades de resistência iniciais[40].

Salyer & associates demonstraram a presença de placas reabsorvíveis às 6 semanas de pós-operatório (quando colocadas no crânio) e verificaram que a taxa de reabsorção do material era de aproximadamente 5,3 micro metros por dia.

Embora estes estudos demonstrem a aplicação bem sucedida da fixação rígida bioreabsorvível em animais e humanos, subsistem alguns problemas importantes que impedem a utilização clínica de rotina destes materiais. Vários estudos mostraram casos isolados de inflamação, reação de corpo estranho, efusões peri-implantes, alterações osteolíticas e ativação de linfócitos não específicos enquanto os implantes mandibulares impõem restrições à dieta, prolongam o processo médio de cicatrização para cerca de 8 semanas, podem causar alguma reação tecidular e proteção contra o stress.

No futuro, os dispositivos de SR poderão ser fabricados para serem ainda mais pequenos, sem comprometer as suas propriedades mecânicas. Isto é especialmente importante na fixação em locais como a área mandibular anterior. Outro novo desenvolvimento, o aparecimento de calhas biodegradáveis, pode fazer avançar ainda mais o estado da arte da fixação bioreabsorvível. Estes trilhos não necessitam de rosca, mas sim de serem colocados em orifícios de perfuração. Espera-se que esta técnica reduza o tempo, o risco e os custos da cirurgia na área craniomaxilofacial.

O desenvolvimento de placas e parafusos ósseos metálicos revolucionou a conduta da cirurgia oral e maxilofacial. Atualmente, o metal e as suas ligas são considerados os materiais de implante metálico mais biocompatíveis. A opinião geral é a de remover estas placas se causarem um problema ou se fizerem interface com dispositivos protéticos, mas, caso contrário, "deixar os cães a dormir".

Este conceito tem de ser reavaliado, uma vez que foram apresentadas várias razões para apoiar o conceito de remoção da placa em doentes, tais como toxicidade e alergia ao metal, metalose de proteção contra o stress, oncogenicidade, migração, radiação, palpabilidade, lesão nervosa, sensibilidade térmica, ferragens soltas, exposição à profanação e infeção.

De acordo com Brian Alpert e **David Seligson,** não devemos apenas tratar a doença, mas também praticar a prevenção. Existem várias barreiras à remoção de placas assintomáticas. Em primeiro lugar, existe a resistência do paciente a uma segunda cirurgia. Também há hesitação por parte do cirurgião em sugerir a necessidade de uma segunda cirurgia inicialmente ou posteriormente. Para além disso, muitos doentes perdem o seguimento e um dos maiores obstáculos à remoção pode ser a estrutura de honorários[41] .

Todas as desvantagens acima referidas levaram à necessidade de descobrir um modo de fixação interna rígida em titânio e bioreabsorvível.

ESTÃO DISPONÍVEIS AS ÚLTIMAS TENDÊNCIAS EM MATÉRIA DE CIRURGIA MANDIBULAR[42] .

(1)   oclusão dentária para redução de fracturas   .
(2)   Fixação esquelética externa.
(3)   Redução aberta
(4)   Fixação interna com fio
(5)   Parafuso e placa de bioobsorvível e titânio

A fixação com placa interna tem as vantagens de proporcionar uma redução anatómica, uma fixação estável e o restabelecimento imediato da função parcial ou total. O principal objetivo cirúrgico é proporcionar uma imobilização suficiente dos fragmentos para permitir a ocorrência de uma cicatrização óssea normal[43] .

O tratamento de fracturas mandibulares por osteossíntese de pequenas placas está bem registado. **(Champy et al.** 1976). Sob tensão fisiológica existem forças de tensão ao longo do bordo alveolar e forças de compressão ao longo do bordo inferior no corpo da mandíbula, estas forças produzem predominantemente movimentos de flexão, que são mais fortes em direção ao ângulo e mais fracos na região pré-molar. Na sínfise mandibular, essas forças produzem predominantemente movimentos de torção que aumentam de força em direção à linha média. Champy (1976) estudou esses movimentos em relação a um modelo matemático da mandíbula e, como resultado, foi capaz de determinar a linha ideal de osteossíntese para superar essas forças de deslocamento[44].

VANTAGENS DA OSTEOSSÍNTESE COM MINIPLACAS ,,,[42 44 45 46 47],,[48]

(1)   Não é necessária uma exposição alargada
(2)   A estabilidade é alcançada.
(3)   Disponível também para os doentes pobres .
(4)   Não é necessário um FMM.
(5)   Em caso de obstrução das vias respiratórias ou em doentes com lesões múltiplas em que o MMF esteja contraindicado.
(6)   Útil para alcoólicos e epilépticos.
(7)   Na mandíbula desdentada.
(8)   Em fracturas desfavoráveis em que é necessária mais estabilidade para fixar as fracturas em posição reduzida.
(9)   Em fracturas associadas a fracturas condilares em que o período prolongado de MMF está contraindicado.
(10) Considerações anestésicas.
(11) Para proporcionar uma fixação estável em ortognática da mandíbula.

A OSTEOSSÍNTESE COM MINIPLACAS TAMBÉM TEM ALGUMAS DESVANTAGENS ,[44 49].

1.   Não é utilizado em fracturas grosseiramente cominutivas e infectadas.
2.   Não é utilizado em fracturas com perda óssea ou em fracturas mal unidas ou não unidas
      fracturas.
3.   Não é utilizado em crianças, uma vez que é necessária uma segunda cirurgia para a remoção do hardware, uma vez que pode atrasar o crescimento.

Apesar das suas limitações, o sistema de miniplacas é amplamente utilizado pela maioria dos cirurgiões orais e maxilofaciais nos dias de hoje e é um procedimento padrão na prática clínica de rotina[49].

A utilização de biomateriais como componentes de dispositivos médicos na região craniomaxilofacial tem aumentado significativamente. O tratamento anterior de fracturas na região da cabeça e do pescoço utilizava técnicas e dispositivos de fixação predominantemente de forma transitória, sendo o hardware normalmente removido num curto intervalo de tempo após a conclusão da consolidação. Com a atual utilização alargada destes materiais e dispositivos para o trauma, as ferragens são muitas vezes deixadas no local indefinidamente, uma vez que a remoção destes dispositivos exigiria frequentemente uma cirurgia adicional.

A conceção de um sistema de fixação para suportar grandes forças mastigatórias, para proporcionar um perfil mínimo acima da superfície óssea e para se fixar com segurança a placas finas de osso é um problema difícil. Os parafusos e as placas de fixação têm de fornecer uma resistência adequada para estabilizar grandes segmentos ósseos a partir de cargas dinâmicas, ao mesmo tempo que podem ser contornados com tolerâncias muito apertadas que seguem geometrias de superfície anatómicas complexas.

UM IMPLANTE BEM SUCEDIDO A LONGO PRAZO REQUER[50].

Boa biocompatibilidade. Deve ser inerte e não produzir qualquer reação uma vez
   aplicado ao osso.

Não deve ser volumoso e, ao mesmo tempo, deve proporcionar uma resistência
   óptima à tração e à compressão para suportar forças até 60-100 DAN.

Não carcinogénico/ Não tóxico

^   Boa flexibilidade

^   Módulo de elasticidade próximo do do   osso.

^   Resistência à corrosão/desgaste

^   Promoção da osteointegração

^   Baixo custo.

O material do implante para fixação da fratura da mandíbula deve ser forte e dúctil, adaptável à superfície óssea e biocompatível.

As placas de titânio e de bioabsorvível são os metais normalmente utilizados para a fixação rígida. Outros metais biocompatíveis incluem o tântalo e o nitinol[51]. Exceto durante um curto período no início da década de 1970, quando o titânio macio foi utilizado, o metal de eleição da cirurgia cranio-mio-facial foi o aço inoxidável até aproximadamente 1986. No entanto, para o campo maxilofacial, o TITÂNIO é atualmente utilizado exclusivamente, não só pela sua estabilidade, mas também pelo seu custo razoável.

TITÂNIO COMO BIOMATERIAIS.

O titânio foi descoberto por **wilheim Gregor** em 1791 e introduzido na medicina dentária pelo Dr. Parr em 1985. O óxido de titânio, Rutilo, foi isolado da "areia negra magnética" em Menachan na Cornualha. Devido à sua combinação de força, leveza, resistência à corrosão e biocompatibilidade, o titânio e as suas ligas são largamente utilizados[51]. Atualmente, estão disponíveis nos graus I a IV, combinando elevada resistência e ductilidade.

As ligas de titânio puro (Ti-6A1-4V) existem numa fase com uma estrutura cristalina HCP (hexagonal close packed). A temperatura de transição para a fase P é alterada através da liga com elementos como o oxigénio, o carbono, o alumínio e o azoto, que aumentam a temperatura de transição e estabilizam a estrutura, enquanto outros elementos, como o crómio, o cobre, o silício, o manganês e o ferro, estabilizam a fase P, baixando a temperatura de transição. Pequenas quantidades de oxigénio modificam consideravelmente a ductilidade e o limite de elasticidade do material. A diferença básica reside no seu teor de oxigénio. A cor do implante de titânio AO/ASIF deve-se ao processo de anodização.

BIOCOMPATIBILIDADE

Foi relatado um caso de pigmentação de titânio que envolveu um nódulo linfático submandibular. Mas não foram observados quaisquer efeitos tóxicos à distância ou reacções de hipersensibilidade[52].

O titânio é um biomaterial com uma elevada energia superficial e, após a implantação, proporciona uma reação corporal favorável que leva à aposição direta de minerais na interface osso-titânio e à integração osso-titânio (Carlsson et al. 1986)[53]

O tema da carcinogenicidade relacionada com os implantes é uma preocupação significativa, agora que os sistemas biológicos estão expostos a biomateriais durante intervalos indefinidos. Os estudos efectuados em animais (ASTM F748) envolvem a colocação do metal do implante no tecido muscular. Os resultados em ratos indicam que os riscos de transformação maligna são muito baixos com as ligas habitualmente utilizadas (aço inoxidável, titânio); no entanto, experiências com níquel, cromatos, cobalto e cobalto-crómio produziram tumores em vários modelos animais (Tayton 1980).

O titânio não ligado não foi associado na literatura à transformação maligna.

PROPRIEDADES DE CORROSÃO

Para manter a integridade de um implante e a sua função como componente estrutural num sistema biológico, o biomaterial deve permanecer relativamente inerte num ambiente altamente corrosivo. A libertação de produtos de corrosão no sistema biológico pode perturbar a homeostase normal. A corrosão produz uma toxicidade significativa para o hospedeiro, tanto a nível local como sistémico.

O titânio é um dos materiais de engenharia mais resistentes à corrosão disponíveis. É praticamente incorrodível a um pH próximo do natural e é resistente ao cloreto de ferro, que é prejudicial para a maioria dos outros metais e ligas. Paradoxalmente, é um metal altamente reativo que é instável em comparação com o seu óxido no ar e em ambiente aquoso. É o óxido tenazmente aderente de formação rápida (dióxido de titânio) (30-50 A) que se forma a partir do substrato de titânio reativo que confere a sua resistência superior à corrosão.

A elevada constante dieléctrica do óxido (50-117) permite uma maior ligação de **Van der walls** e facilita a fixação de água e biomoléculas. Uma vez que o óxido é estável no ambiente fisiológico, ocorre pouca reação e o material é extremamente bem tolerado.

As qualidades únicas do titânio também provam ser compatíveis com a RMN (Ressonância Magnética) e a TC (Tomografia Computorizada)[55].

PROPRIEDADES MECÂNICAS

METAL	Titânio (Comercialmente puro)	Liga de titânio (Ti-6Ai-4V)
Resistência ao escoamento	170-485 Mpa	838-1039 MPa
Resistência à tração	240-550 Mpa	948-1147 Mpa

Resistência à compressão	620 Mpa	900 Mpa
Módulo de elasticidade	100-120 GPa	100-120 GPa

As ligas de titânio têm propriedades mecânicas em comparação com outros materiais e dependem da sua pureza e dos elementos que as permitem. O seu módulo de elasticidade é de 100-120 Gpa.

O titânio tornou-se o biomaterial de eleição para os dias de hoje, uma vez que cumpre os requisitos de resistência, adaptabilidade e biocompatibilidade. Biomecanicamente, o titânio tem uma elevada resistência à tração (Weber et al., 1990) e um baixo módulo de elasticidade que permite um bom contorno à superfície óssea do esqueleto facial (Lemond e Lucas, 1986, março, 1989). A maioria dos relatórios classifica a biocompatibilidade do titânio como excelente. O titânio é protegido por uma camada forte e estável de dióxido de titânio que se forma espontaneamente em contacto com o ar. Esta camada regenera-se após a flexão e torna o titânio muito resistente à corrosão. Propõe-se que não haja relatos de reacções alérgicas associadas à utilização do titânio (Muster, 1987). Esta informação sugere que as placas e parafusos de titânio não são tóxicos e podem ser deixados no corpo permanentemente, evitando assim um segundo procedimento para remoção (Disegi e Wyss, 1989)[53] .

Placas de titânio vs placas biodegradáveis :- estas diferenças estão principalmente relacionadas com as propriedades mecânicas e o manuseamento das placas e dos parafusos. O material biodegradável é obviamente mais macio e mais fraco do que o titânio e necessita de ser batido para colocar os parafusos. Ao contrário do titânio. Em que a pressão firme e a colocação de parafusos "apertados" são favoráveis, os parafusos biodegradáveis só precisam de ser "apertados com os dedos" e é preciso ter cuidado ao colocá-los em osso fino. Se for aplicada uma pressão excessiva, a cabeça do parafuso pode partir-se. Geralmente, pode ser deixado no local sem a cabeça do parafuso, ou pode ser perfurado um parafuso adicional no parafuso existente. Outra observação é o facto de a ferragem reabsorvível não ser radiograficamente aparente. Na mandíbula, é possível identificar os orifícios dos parafusos radiolucentes no pós-operatório. Estes orifícios dos parafusos podem servir como uma medida do tempo de degradação, uma vez que, quando o orifício deixa de ser visível, pode presumir-se que o material foi reabsorvido.

De acordo com a literatura, a utilização de materiais biodegradáveis em cirurgia craniofacial pediátrica tem sido favorável, o que tem motivado a aplicação destes materiais em cirurgia ortognática e de trauma maxilofacial. Embora biomecanicamente inferiores ao titânio, as placas e parafusos reabsorvíveis parecem oferecer resultados equivalentes quando comparados com dispositivos de fixação metálicos semelhantes num modelo animal. Duas diferenças importantes, no entanto, incluem a necessidade de um dispositivo de aquecimento para proporcionar maleabilidade e a necessidade de bater no osso antes da colocação do parafuso. Apesar da experiência favorável, mantém-se a preocupação relativamente ao desempenho do material quando exposto às exigências funcionais do esqueleto maxilofacial.

Fixação com placas reabsorvíveis (fig. 30.8): - a utilização de placas e parafusos reabsorvíveis envolve duas grandes diferenças em relação a dispositivos metálicos de aspeto semelhante. Em primeiro lugar, a flexão complexa das placas requer uma fonte de calor para permitir que as cadeias de polímero se dobrem e não se fracturem. A mandíbula e a testa, no entanto, têm superfícies relativamente planas e suavemente curvadas, que não requerem dobragem suficiente para que isto seja uma preocupação. No zigoma e na órbita, pode ser necessária uma moldagem mais complexa das placas. A colocação de parafusos reabsorvíveis requer a preparação das roscas do parafuso antes da inserção do parafuso, que é um processo em duas etapas (ou seja, perfuração e rosqueamento)

Seleção do doente para a utilização de placa reabsorvível: - O doente facial pediátrico suscita várias considerações diferentes que não estão presentes no adulto. Em primeiro lugar, o doente pediátrico tem a enorme vantagem de uma capacidade acelerada de cicatrização num período de tempo muito curto, com poucas complicações, auxiliada pelos tecidos bem vascularizados da face. Em segundo lugar, apesar da ajuda do crescimento e de uma capacidade inerente de adaptação, a recuperação dos tecidos orofaciais danificados e da função é muito melhor do que no adulto.

Apesar dessas vantagens, existem certas distinções no paciente pediátrico com trauma facial que devem ser consideradas. Estas incluem uma apreciação das características únicas e da anatomia da face imatura em desenvolvimento, os diferentes padrões de lesão facial que ocorrem no doente pediátrico e as potenciais implicações de crescimento das estruturas faciais traumatizadas que tornam importante o acompanhamento a longo prazo destes doentes.

CONCLUSÃO

A tecnologia de fixação do esqueleto craniofacial progrediu dramaticamente nas últimas duas décadas. A conquista recente e significativa é o advento dos dispositivos de osteossíntese bioreabsorvíveis que quase resolveram os problemas de proteção contra o stress e a segunda cirurgia para remoção do implante, evitando assim a toxicidade e a alergia ao metal, a metalose, a oncogenicidade, a migração, a radiação, a palpabilidade, a ausência de lesões, a sensibilidade térmica, a exposição à perfuração e a infeção. Os polímeros biodegradáveis apresentam uma resistência adequada quando utilizados em fracturas do terço médio da face, mas têm uma aplicação limitada em fracturas da mandíbula.

Assim, pode concluir-se que os polímeros biodegradáveis apresentam complicações insignificantes, boas propriedades de manuseamento, menor interferência no crescimento craniofacial das crianças e na radioterapia pós-operatória, não são sensíveis ao frio e apresentam bons resultados no tratamento da fratura mandibular.

No entanto, o custo elevado do material é o maior impedimento à sua utilização mais alargada, sendo necessária mais investigação neste campo no que diz respeito à sua utilização no tratamento de fracturas mandibulares.

Por outro lado, as miniplacas de titânio também são maleáveis e facilmente adaptáveis ao osso em comparação com as placas bioreabsorvíveis. As placas de titânio demonstraram melhores propriedades de manuseamento e estabilidade dos fragmentos fracturados.

Uma vez que as miniplacas de titânio são muito mais baratas do que as placas bioreabsorvíveis, estão a ser muito utilizadas.

Para os pacientes que não podem dispor de placas bio-reabsorvíveis, as miniplacas de titânio podem ser a sua escolha de tratamento, o que é igualmente bom.

RESUMO

O presente estudo foi realizado no departamento de Cirurgia Oral e Maxilofacial do K. M. Shah Dental College & Hospital, Piparia, para avaliar a eficácia do tratamento de fracturas mandibulares com placas bioreabsorvíveis e miniplacas de titânio, em 20 pacientes.

Foram constituídos 2 grupos, com 10 pacientes em cada, com fratura mandibular. Todos os doentes tinham uma faixa etária que variava entre os 20 e os 60 anos, com um rácio de homens e mulheres de 9:1.

O local mais comum de fratura foi a parassínfise (14 doentes, 36,84%), enquanto o local menos comum foi a sínfise (3 doentes, 7,89%).

No que diz respeito ao tipo de fratura, no grupo bio-reabsorvível, 3 fracturas eram simples e 7 compostas; no grupo do titânio, todas as fracturas eram compostas.

Em ambos os grupos, 9 pacientes foram tratados sob anestesia geral e 1 paciente sob anestesia local. Todas as fracturas foram tratadas por abordagem extra-oral.

A adaptação das placas foi boa em todos os 10 doentes do grupo biorreabsorvível e em 8 doentes do grupo de titânio, apenas em 2 doentes do grupo de titânio a adaptação da placa foi razoável.

A redução dos segmentos fracturados obtida intra-operatoriamente foi boa em todos os 10 doentes do grupo bio-reabsorvível. No grupo da placa de titânio, foi boa em 8 doentes e razoável em 2 doentes.

No grupo dos bioreabsorvíveis, a estabilidade primária alcançada foi boa em 7 doentes e razoável em 3 doentes, que necessitaram de fios transósseos adicionais para alcançar a estabilidade. Em todos os doentes do grupo do titânio (10 doentes), foi alcançada uma boa estabilidade.

Verificou-se a quebra de parafusos em 5 doentes do grupo bio-reabsorvível, que foram substituídos por parafusos de emergência. Não se registou qualquer quebra de parafuso no grupo da placa de titânio.

Ocorreu um afrouxamento do parafuso em 2 doentes do grupo bio-reabsorvível no intra-operatório. Não se registou qualquer afrouxamento do parafuso no grupo da placa de titânio.

No pós-operatório e no acompanhamento de rotina às 2 semanas, 4 semanas, 8 semanas, semanas e, depois, de 6 em 6 meses, os doentes foram verificados quanto a dor, edema, infeção, desarranjo oclusal, deiscência de sutura, parestesia, anestesia, rejeição da placa, má união, não união, palpabilidade da placa.

Foi observada infeção em 2 doentes, 1 de cada grupo, e num doente do grupo da placa de titânio a dor e a infeção persistiram durante quase 1 semana, com deiscência da sutura, rejeição da placa e palpabilidade, a placa foi removida e o FMI foi mantido durante 4 semanas.

A duração do FMI foi de 4 semanas em todos os doentes do grupo bio-reabsorvível, exceto num doente em que, devido à estabilidade inadequada dos segmentos fracturados, o FMI foi mantido durante 5 semanas. No caso do grupo da placa de titânio, o FMI foi colocado durante 2 semanas, exceto num doente em que foi colocado durante 4 semanas, como mencionado acima.

Radiograficamente (OPG), no pós-operatório e nos acompanhamentos de rotina, a fratura foi avaliada quanto à sua redução, alterações na linha de fratura, sinais de osteogénese, visibilidade e osteólise à volta dos orifícios de perfuração no caso do grupo de doentes com bioreabsorvíveis.

Nenhum dos pacientes do grupo de estudo teve qualquer complicação de desarranjo oclusal, parestesia, anestesia, má união ou não união.

A análise estatística será efectuada utilizando o teste do Qui-Quadrado/teste de Fisher. Se houver desequilíbrio na distribuição de outros factores na linha de base ou incumprimento, a amostra será ajustada utilizando a Análise de Regressão Logística.

BIBLIOGRAFIA

Baker S. Dalrymple D. Betts NJ. Concepts and techniques of rigid fixation In: Fonseca, Walker, Betts, Barber, Powers (eds) Oral and maxillofacial trauma, vol.2, 2nd edition-Elsevier Saunders Publications, pg 1275.

Spiessl B. Fixação interna da mandíbula: Um manual de princípios AO / ASIF, 1989 Berlim, Springer-Verlag

Michelet FX, Deymes J, Dessus B - Osteossíntese com placas aparafusadas miniaturizadas em cirurgia maxilofacial. J. Oral maxillofac Surg 1973;1:79

Champy M, Lodde JP, Schmitt R et al. Osteossíntese mandibular por placas aparafusadas em miniatura através de uma abordagem bucal, J Oral Maxillofac surg 1978;6(1):14-21

Tonino A1, Davidson CL, Klopper PJ, Linclau LA. Proteção contra o stress no osso e seus efeitos. Experiências com placas de aço inoxidável e de plástico em cães J Bone Joint Surg (Br) 1976;58(1) : 107-113.

Scher N, Poe D, kuchnir F, et al. Radioterapia da mandíbula ressecada após fixação de placa de aço inoxidável. Laryngoscope 1988;98 (5):561-563

Jacobs JJ, Gilbert JL, Urban RM. Corrosino of metal orthopaedic implants, J Bone Joint Surg Am, 1998;80(2) : 268-282.

Black J. A corrosão é importante? Jone Joint Surg (Br) 1998;70 (4):517-520

Lizuka T, Lindqvist C. Fixação interna rígida de fracturas mandibulares, tratadas com o método AO/ASIF. Int J. Oral Maxillofac Surg 1992;21 (2) :65-69

Yaremchulk MJ, Posnick JC. Resolução de controvérsias relacionadas com a fixação de placas e parafusos no esqueleto craniofacial em crescimento. J Craniofac Surg 1995;6 (6) : 525-538

Bos RR Boering G, Rozema FR et al. Placas e parafusos reabsorvíveis de poli-L-lactídeo para fixação interna de fratura do zigoma. J Oral Maxillofac Surg 1987;45(9):751- 753

Suuronen R, Haers P, Lindqueis C, Sailer HF. Absorção de placas bioreabsorvíveis em cirurgia maxilofacial. Facial Plastic Surg 1999;15(1):61-72.

Bos RRM, Busscher HJ, Biomateriais em Cirurgia Craniomaxilofacial. In: Ward Booth P, Eppley, BL, Schmelziesen R (eds) Maxillofacial Trauma and Esthetic Facial Reconstruction. 2002, Churchill Livingstone, Londres, pg 584

Suutonen R, Laine P, Pohjonen T, Lindqvist C. Osteotomias do ramo sagital fixadas com parafusos biodegradáveis. Um relatório preliminar, J Oral Maxillofac Surg 1994;52(7) : 715-720

Harada K, Enomoto S. Estabilidade após a correção cirúrgica do prognatismo mandibular utilizando a osteotomia sagital do ramo dividido e fixação com parafusos PLLA. J Oral Maxillofac Surg 1997;55(5):464-468.

lizuka T, Mikkonen P, Pauku P, Lindqvist C. Reconstrução do pavimento orbital com placa de polidioxanona. Int J Oral Maxillofac Surg

1991;20(2):83-87

Gogolewski S, Printzen g. De Jager M, et al. Reconstrução experimental da órbita em ovelhas com membranas biodegradáveis J Craniomaxillofac Surg 1998;26 (suppl 1):14

Epplev BL, Prevel CD. Fixação não metálica em fracturas traumáticas do terço médio da face J chnfofac Surg 1997;8 (2) :103-109.

Eppley BD. Utilização de uma técnica de fixação reabsorvível para fracturas maxilares. J Craniofac Surg 1998;9 (4) : 317-321.

Edward Ellis, Walker Lee. Tratamento de fratura do ângulo mandibular utilizando 2 miniplacas não compressivas. J Oral Maxillofac Surg.1994;52(10):1032-1036

Gabriella MA, Gabriella MF, Marcantonio et al. Fixação de fraturas mandibulares com miniplacas de 2mm-revisão de 191 casos. J Oral Maxillofac Surg. 2003;61 (4): 430-436

Bessho K, lizuka T, Murakami K. Um sistema de miniplaca e parafuso de poli-L-lactida bioreabsorvível para osteossíntese em cirurgia oral e maxilofacial. J Oral Maxillofac Surg 1997;55 (9):941-945.

Gosain AK et al, Bio-mechanical evaluation of Titanium, Biodegradable plate & screw and cyanoacrylate glue fixation system in craniofacial surgery. Plastic & Reconstr. Surg.1998;101(3):582-591.

Kallela I, lizuka T, Salo A, Lindqvist C. Fixação de fracturas mandibulares anteriores com parafusos de polilactida biodegradáveis: um relatório preliminar. J Oral Maxillofac Surg 1999;57(2) 113-118.

Yerit KC, Enislidis G, Schopper C, et al. Fixação de fracturas mandibulares com placas e parafusos biodegradáveis. Oral Surg Oral Med Oral Pathol Oral Radiol Endod. 2002;94 (3) : 294-300

Barry L. Eppley. Utilização de placas e parafusos reabsorvíveis em fracturas faciais pediátricas J Oral Maxillofac Surg 63:385-391, 2005

Absorvido no futuro. Orthopedic Technology Review junho/julho de 1999, Vol . I No. 2

Kumar AV. Staffemnerg DA. Petronio J A, World R J, Bioabsorbable Plates and screws in Pediatric Craniofacila Surgery : a screw of 22 cases. J Craniofac. Surg 1997 Mar;
8[2]: 97-9

Imola M J, Hamlar D D, Shao W, Chowdhury, Tatum S. Fixação de placa reabsorvível em cirurgia craniofacial pediátrica: Longo prazo Out -term. Arch Facial Plast Surg. 2001 Abr-Jun; 3[2] : 79-90

Georg Enislidis, Kaan Yerit, Gerd Witter, Robert Kohnke, Stefan Schargl, Rolf Ewers. Placas e parafusos biodegradáveis auto-reforçados para fixação de fracturas zigomáticas J of Cranio Maxillofacial Surgery [2005] 33:95-102

G Enislidis, G Lagogiannis, G Wittwer, C Glaser, R Ewers: Fixação de fracturas zigomáticas com um sistema de osteossíntese de copolímero biodegradável: resultados a curto e longo prazo. Int. J. Oral Maxilloface Surg 2005; 34:19-26

Rudolf R M Bos, Geert Boering, Fred R Rozema e Jan W Leeslag : Placas e parafusos reabsorvíveis de poli (L-lactido) para a fixação de fracturas zigomáticas J. Oral Maxillofac Surg 45:751-753, 1987

Lim Kwong Cheung, Lop Keung Chow, Wai Keun Chiu. Um estudo controlado randomizado de fixação de resobable versus titânio para cirurgia ortognática. Oral Surg Oral Med Oral Pathol Oral Radiol Endod 2004 ; 98:386-97

Landes C A, Krienser S, Menzer M, Kovacs A F . Osteossíntese com placa reabsorvível de fracturas mandibulares deslocadas ou patológicas; um ensaio clínico prospetivo de dois sistemas de miniplacas de 2 mm de copolímero amorfo L-/Dl-Lactide. Plate reconstr Surg. 2003 Feb ; 111[2] : 601-10

Kallela I, Lizuka T, Salo A, Lindqvist C.Lag-screw fixation of Anterior Mandibular Fractores Using Biodegradable polylactide Screws : A Preliminary Report, J Oral Maxillofact. Surg Feb ' 57:113-118-, 1999

Yilkontiola L, Sundqvuist K, Sandor G K, Tormala P, Ashammakhi N. As miniplacas e mini-parafusos de poli L-/DL-Lactide [SR-P(L/DL) LA] 70/30 bioreforçados auto-reforçados são fiáveis para a fixação de fracturas mandibulares anteriores: um estudo piloto, Oral Surg Pathol Oral Radiol Endod. 2004 Mar ; 97:312-7

Absorvido no futuro. Orthopedic Technology Review junho/julho de 1999, Vol I No. 2

Serlo, Willy, Ashammukhi, Nureddin, Tormala Partti, Waris Timo. Uma nova técnica para osteofixação do osso craniano. Uso de Tachas e Placas Bioabsorvíveis para Fixação de Enxerto de Osso Pariental Dividido Usado para Reconstrução de um Defeito Ósseo Frontal Pós-Traumático. J. de Cirurgia Craniofacial. 13 (2):331-336.March/April-2002

Pat Ricalde, Stephen L Engroff, J Anthony von Fraunhofer, Jeffery C. Posick. Análise da resistência da fixação de titânio e Internet reabsorvível num modelo de mandibulotomia. J Oral Maxillofact. Surge 63:1180-1183, 2005

Rita Suuronen, Jarkko Heitanen e Christian Lindqvist : Um estudo de 5 anos Vitro e in Vivo da Biodegradação de Placas de Polilactida. J Oral Maxillofac Surg, 56 : 604-614, 1998

Brian Alpert e David Seligson: Remoção de placas ósseas assintomáticas utilizadas em cirurgia ortognática e fracturas faciais. J Oral Maxillofac Surg. 54:618-6212, 1996

Edward Ellis: avanços no trauma maxilofacial. Raymond J. Fonseca, Robert V. Walker, Norman J. Betts. Oral and Maxillofaciall trauma Vol -I 3rd edn. China Elseviets sounders 2005 p 329-375

Ulgesic V. Virag M. Alginovie, N, Macan D. Avaliação do tratamento da fratura mandibular, J. Cranic Max Fax Surg. 1993, 21:251-257

Cawood J.L. Osteossíntese de pequenas placas de fracturas mandibulares. Br.J.Oral Surg 1985 ; 23 : 77-79.

Patrick Blez, Jean Kuck Kahn, Princípios da osteossíntese de miniplacas monocorticais. Em Micheal.J.. Yaremchuk, Josheph S Gruss, Paul.N. Manson (editores). Rigid fixation of the crani-max-fac skeleton, 1st edn USA, Butterworth-Heinemann; 1002, p-15-21.

Champy et al 1978, Mandibular Osteosynthesis by miniplate screws & plate via bucal approach. J, Max-Fac-Surg Vol-6 : 14.

Sabastin Sanerbier, Ralf Scon, Jorg-Elard Otten, Rainer Schmelzeisen, Ralf gutwald. O desenvolvimento da osteossíntese de placas para o tratamento de fracturas do corpo mandibular. J.Cranio-Max-Fac-Surg 3008, 36:251-259.

. Champy.M.Fracturas da mandíbula. A osteossíntese com miniplaca de Strasburg. Br.J.Oral Surg 1983, :138.

Sina Uckan, Burak Bayram, Defne Kecik e Kanan Araz. Efeitos da fixação de placas de titânio no crescimento mandibular num modelo de coelho.J. Oral Max-fac-Surg 2009; 318322.

Parr. G.R., Gardener L K, Toth R.W. Titanium the mystery metal of implant dentistry. Aspectos dentários. Jornal de Medicina Dentária Protética 1985 :54(3O : 410-413

Davi E. Altobell: Materiais de implante em fixação rígida: considerações físicas, mecânicas, de corrosão e de biocompatibilidade. In Michael I J. Yaremchuk, Josephs S. Gruss, Paul N. Manson (Editores) regid fixation of the cranio/maxillofacial skeleton. I edn. EUA: Butter worth - Heinemann 1992 P. 28-56

Rosenberg, K.W. Gruitz, H.F. Sailor. As miniplacas de titânio devem ser removidas após a cicatrização óssea estar completa? Int J. Oral Max-fac. Surg 1993, 22:185-188.

Julio Acero, Javier Calderon, Joule I Salmeron, Juan J. Verdaguer, Carlas, Concejo, Maria L. Somcarrera. O comportamento do titânio como biomaterial: estudo microscópico de placas e tecidos circundantes em osteossíntese facial. Revista de Cirurgia Cra- Max-Fax. 1999.

Hoar TP, Mears, DC. Ligas resistentes à corrosão em soluções de cloreto: materiais para implantes cirúrgicos. Proc. R. Soc. 1966.

Kasema B Biocompatibilidade dos implantes de titânio. Aspectos da ciência da superfície J. prosthet Dent. 1983.

Kazuhisa Bessoso Tadohiko, Iizuka, e Kan-ichiro murakami J. Oral - Max - Surg. 1997 55. 941-945.

R. Suuronen, PE Faers, C Lindquist , e H.F. Sailor, Facial Plastic surgery Vol 15- Nov. 1999.

Kim, young -kyon, Su-Guan. Tratamento de fracturas mandibulares com placas bioabsorvíveis. Vol 110[1] julho 2002 PP 25-31 editoras - Sociedade Americana de Cirurgiões Plásticos.

Hoffman, John F. Update on Bio-degradable plating systems : Theory & results, Vol 5\8(4) Aug 2002 PP 28-293

Altas de Osteossíntese Craniomaxilofacial por Franz Harle, Maxmie Champy e Bill C Terry.

T P Singh Ahluwali,a Suresh V. Biodegradable Polymer as an

Osteosynthesis Material -An Overview of Maxillofacial and Oral Surgery 2004 vol 3 : No. 3

Hoffiman J, Troitzsch D, Gulicher D. Adam C, Reinert S, Significância dos implantes biodegradáveis em caso de fracturas da fáscia média. Biomed Tech (Beri) 2002 : 47 Suppl 1 Pt. 1:496-9.

Tyler Cox, Markwell W Kohn, Thomas Impelluso, Análise computorizada de placas e parafusos de polímero reordenáveis para fixação rígida de fracturas do Agnel mandibular. J Oral Maxillofacila Surg. 61: 481-487, 2003.

Yerit K C, Enislidis G, Schopper C, Turhani D, Wanschitz F, Wagner A, Watzinger F, Ewers R. Fixação de fracturas mandibulares com placas e parafusos biodegradáveis. Oral Surg Oral. Med. Oral Surg Oral. Pathol. Oral Radiol, Endod. 2002 Sep: 94 [3] : 294-300.

Georaffrey D Wood. Placas biodegradáveis de Inion. O primeiro século. Jornal Britânico de Cirurgia Oral e Maxilofacial 44 [2006]38-41

Bell R B, Kindsfater C S. A utilização de placas e parafusos biodegradáveis para estabilizar fracturas faciais. J Oral Maxillofac Surg 2006 Jan ;64 [1]:31-9

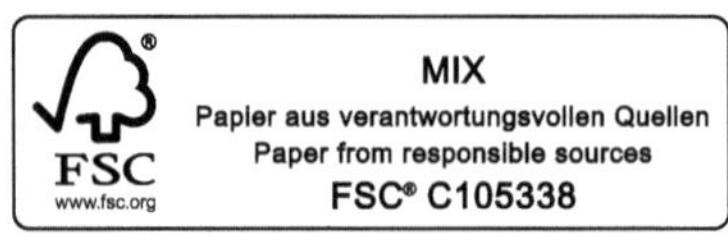

Printed by Books on Demand GmbH, Norderstedt / Germany